健康生活方式丛书

施咏梅·主编

简单的健康减盐法

大字本

JIANDANDE
JIANKANG
JIANYANFA

U0188466

上海科学技术出版社

图书在版编目（CIP）数据

简单的健康减盐法 / 施咏梅主编. -- 上海 ：上海
科学技术出版社，2024.6
（健康生活方式丛书）
ISBN 978-7-5478-6659-7

Ⅰ. ①简… Ⅱ. ①施… Ⅲ. ①食盐－关系－健康
Ⅳ. ①R151.2

中国国家版本馆CIP数据核字(2024)第103271号

健康生活方式丛书：简单的健康减盐法（大字本）

施咏梅/主编

上海世纪出版（集团）有限公司
上海 科 学 技 术 出 版 社 出版、发行
（上海市闵行区号景路 159 弄 A 座 9F－10F）
邮政编码 201101　www.sstp.cn

上海普顺印刷包装有限公司印刷

开本 890×1240　1/32　印张 5.75
字数：77 千字
2024 年 6 月第 1 版　2024 年 6 月第 1 次印刷
ISBN 978－7－5478－6659－7/R·3030
定价：48.00 元

编委会

主编：施咏梅

编委：

（以姓氏首字笔画为序）

刘　洋　李　露　杨诗晗　陈　科　陈雅卓
罗　茜　金倩雯　周　恒　周雯迪　宣呈杰
顾晓寒　徐丁婷　殷　焱　殷慧君　郭勇超
陶　静　蒋咏梅　路亚雄

前　言

　　"开门七件事,柴米油盐酱醋茶"。自古以来,盐是人类赖以生存的重要营养物质。盐不仅是增添食物风味的调味品,更关乎我们的健康。

　　食盐是膳食钠的主要摄入途径。钠是人体一种必需营养素,也是人体重要的电解质,具有维持细胞外液的渗透压、调节人体的水平衡和内环境稳定、维持酸碱平衡、维持正常血压,以及维持神经肌肉的兴奋性等重要生理功能。但是,并非重要就多多益善。《中国居民膳食指南(2022)》推荐,食盐摄入应不超过5克/天,相当于钠2000毫克/天。但据调查,我国居民每日钠的摄入量却高达推荐量的3倍(6046毫克/天)。我国居民膳食中75%以上的钠来自家庭烹调用的食盐,其次为高盐调味品等。随着膳食模式的改变,加工食品也成为重要的钠盐摄入途径,重口味的高盐饮食习惯影响国民健康。科学研究证实,高盐(钠)饮食增加高血压、脑卒中、肥胖、骨质疏松、肿瘤等风险。据《中国居民营养与慢性病状况报告(2020年)》显示,我国居民高血压患病率总体呈上升趋势,18 岁及以上成人高血压患病率为 27.5%,患病人数估计为 2.45 亿。高血压是导致冠心病、脑卒中等心血管疾病及死亡的主要原因。

高血压、高血糖、高血脂是影响健康的重要危险因素,生活方式与慢性病的发生发展密切相关,改变不良生活习惯是保护健康的关键要素。防止"病从口入",膳食干预是国内外公认的慢性病的防治措施。《健康中国行动(2019—2030 年)》《国民营养计划(2017—2030 年)》和《中国防治慢性病中长期规划(2017—2025 年)》倡导"每个人都是自己健康第一责任人",人人树立营养健康意识,践行"三减三健"健康生活方式,即减盐、减油、减糖,健康口腔、健康体重、健康骨骼行动,享受美好生活!

本书由从事临床与营养学的专业人员撰写,围绕"三减三健"健康生活方式中"减盐",进行相関医学知识的解读，涉及盐与人群健康、盐与疾病、减盐技巧等，全方面阐述盐与健康的关系，手把手教做"减盐"健康饮食。

由于时间仓促，不足之处请不吝赐教。

让我们一起践行"三减三健"生活方式，健康你我，营养先行！

编　者

2024 年 6 月

前言

目　　录

简单的健康减盐法

一、一盐调百味

鹽 何以曰"盐"

"开门七件事，柴米油盐酱醋茶"——自古以来，盐在我们生活中扮演着重要角色。

"一盐调百味"，盐是人类最早使用的调味品，因其在饮食中的重要作用被誉为"食肴之将""百味之祖"。盐在过去还是关系民生的战略物资，"天下之赋，盐利居半"。盐支撑着过去的社稷财政，相传古时不少战役是为抢夺食盐而引发，例如炎帝黄帝时期爆发的阪泉之战、涿鹿之战，实则为争夺盐池而起。

小到食物风味，大到社稷财政，食盐这小小的颗粒，见证着饮食及历史文化的不断发展。

盐的起源

盐字的释义，最早可以追溯到东汉时期，《说文解字》一书中有记载："盐，咸也，从卤，咸声。"后人注释为"盐、卤也。天生曰卤，人生曰盐。"即盐就是卤，自然形成的盐称为"卤"，经过人力加工的就称为"盐"。

盐的古字——"鹽"便很好地诠释了盐的生产制造过程。"鹽"由"臣""人""卤""皿"四部分组成，分别象征着"监制的大臣""制盐的工人""制盐的卤水"和"器皿"。

人类最初是如何发现及开始使用盐的，目前尚无史籍记载或明确考证。先秦时期的《世本》中"宿沙氏煮海为盐"，是中国制盐的最早记录。传说炎帝时期宿沙氏意外发现海水煮干后可得白色细末，尝之爽口，配以食物为鲜，即所谓"宿沙作煮盐"，后人以此作为制盐之先河，海盐业之开端，宿沙氏也被尊为盐业之鼻祖，史称"盐宗"。

食盐种类

我国是全球第一的产盐和用盐大国，拥有丰富的盐资源。所产食盐的种类按照原材料来源可分为海盐、湖盐/池盐、井盐、岩盐/矿盐，即分别以海水、盐湖水、盐井水、盐矿石制成的盐；此外，按是否添加碘（碘酸钾、碘化钾或海藻碘）可以分为碘盐和无碘盐；按照是否纯化分为粗盐和细盐；按照氯化钾比例可以分为低钠盐和普通盐。不同的盐可能在矿物质成分上有略微差别，但无论是哪种盐，其成分都主要是氯化钠。

咸味，是中国饮食文化中最厚重的底味。不同地区、不同人民对于盐的不同理解和使用，在历史的长河中逐渐演变为不同的饮食口味及文化。

咸味是"中国味"的重要组成部分，看似简单的盐却在我们饮食生活中发挥着不简单的作用，甚至和我们健康息息相关。

盐与健康

食盐是我们体内钠元素的重要来源。每 1 克食盐能为我们提供约 400 毫克的钠。钠是人体必需的营养素，也是医生常说的一种"电解质"成分，《中国居民膳食营养素参考摄入量（2023 版）》推荐成人每日钠适宜摄入量（AI）为 1 400～1 500毫克。

钠对于人体健康而言有着非常重要的生理作用，具体如下。

（1）维持细胞外液的渗透压，调节人体的水平衡和内环境稳定。

（2）维持酸碱平衡。

（3）维持正常血压。

（4）维持神经肌肉的兴奋性。

（5）与能量代谢的重要物质三磷酸腺苷（ATP）生成和利用有关。

当身体缺乏钠时，会出现疲惫无力、恶心呕吐、血压降低、肌肉痉挛等"低钠血症"症状，严重者甚至会发生昏迷或循环衰竭而危及生命。平日一味地追求口感，高盐饮食会造成诸多健康风险。大量研究证实，长期高盐饮食，会增加高血压、脑卒中、胃癌等风险，还会增加全因死亡的风险。

鹽　钠、钠盐与食盐

通常情况下，我们会在食品标签上看到"钠"，而在配料表中看到"食盐"，还会在一些教科书上看到"钠盐"，那么它们到底是一回事吗？它们之间究竟存在怎样的关系？

钠（Na）是一种化学元素，属于元素周期表中的第一族，也就是碱金属元素。钠的物理性质较活泼，在常温下为银白色金属，具有低密度、低熔点和较高的导电性，常温下会与氧气、水反应，释放出氢气。钠在化学反应中很容易失去一个电子，成为带正电荷的阳离子（Na^+）。

钠盐是指含有钠离子的化合物。在自然界中，钠盐广泛存在于各种食物和环境中。常见的钠盐有氯化钠（食盐）、硝酸钠、碳酸钠、硫酸钠等。钠盐在食品加工、工业生产和医药领域具有广泛应用。钠盐可以为食物增添口感，调节食物的酸碱度，还具有防腐、消毒等作用。

食盐，顾名思义，是可以食用的盐，主要成分为氯化钠,化学分子式 NaCl,呈白色、透明的立方晶体,熔点为 801 ℃,沸点为 1 465 ℃。食盐是人类历史上最早使用的调味品之一,在自然界中以盐湖、盐矿等形式存在,初加工食盐除氯化钠成分之外可能还含有其他氯化物、镁、钙、氟等。食盐中镁、钙含量过多可使盐带苦味,含氟过高可引起中毒。因此,正规途径购买的食盐是精制盐,成分明确,符合国家标准。

钠、钠盐和食盐之间有相同点也有不同点。

它们的相同点是都含有钠元素。钠元素在人体内具有多种生理作用,是维持生命活动不可缺少的元素之一。此外,钠盐和食盐都是人体摄入钠的主要来源。通过饮食摄入适量的钠盐和食盐,有助于维持人体的正常生理功能。

而它们的不同点有以下几个方面。

(1)化学成分:钠是一种化学元素,钠盐是指含有钠离子的盐类化合物,食盐是日常生活中最常见的钠盐,主要成分是氯化钠。

(2)应用领域:钠和钠盐在食品、工业和医药等领域具有广泛应用。钠盐大量存在于海水和天然盐湖中，可用来制取氯气、氢气、盐酸、氢氧化钠、氯酸盐、次氯酸盐、漂白粉及金属钠等，是重要的化工原材料；还可用于食品调味和腌制鱼、肉、蔬菜，以及盐析肥皂和鞣制皮革等；经高度精制的氯化钠可用来制生理盐水，用于临床治疗，如应对失钠、失水、失血等情况。而食盐主要用于食品调味，是人体获取钠的途径之一，维持人体正常的生理功能。

（3）摄入途径：食盐是人们日常饮食中钠的主要来源；人们也可以通过食用富含钠的食物（如肉类、鱼类、奶制品等）摄入钠。

（4）摄入量：钠元素在人体内具有多种生理作用，但是过量摄入钠可能导致高血压、心脏病等健康问题。世界卫生组织推荐成年人每天的钠摄入量应控制在 2 000～2 500 毫克，相当于每日摄入 5～6 克食盐。然而，我国居民的实际钠摄入量普遍较高，部分原因是摄入了过多的食盐。

综上所述，钠、钠盐和食盐在化学成分、应用领域和摄入量等方面都存在显著区别。保持适当的钠摄入，是维持人体正常生命活动的必要条件，而过量摄入则会对人体产生不良影响。

钠、钠盐与食盐的误区

误区1：钠等于食盐。

钠与食盐不能等同。钠是人体必需的一种营养素，不能"自造"，必须从外界获得；食盐是人体获得钠的主要途径，其主要成分是氯化钠。

误区2：钠盐都是有害的。

一些人认为钠盐对人体有害，实际上，适量摄入钠盐对人体有益。钠盐有助于维持人体的电解质平衡、酸碱平衡和神经肌肉兴奋性。只有过量摄入钠盐才会对人体产生不良影响。

鹽 盐为什么有"咸味"

盐是我们日常饮食不可或缺的调味品，它赋

予食物独特的咸味。可为什么盐会咸呢？我们为什么感知它是咸的而不是其他味道呢？

　　这就不得不提我们味蕾上的味觉细胞了。味觉细胞是负责感知味觉的特殊细胞，它们通过与食物中特定的化学成分结合来触发神经传导，让我们感受不同的味道，如酸、甜、苦、咸和鲜味，这些不同的味觉感受器广泛分布在舌头的每个部分，所以舌头前部对甜味敏感、舌根对苦味敏感、侧边对酸敏感等说法是没有充分科学依据的。味觉细胞有 5 种，并没有可以与"辣"结合的味觉细胞。我们感受到辣味是因为辣椒素与舌头上痛觉纤维的受体蛋白结合，这正是痛觉的传导通路，所以辣味的感受从神经科学的角度来说更类似于痛觉。

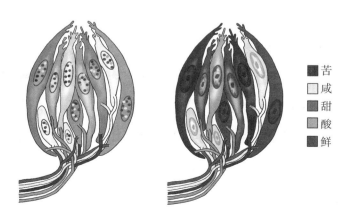

苦
咸
甜
酸
鲜

当我们吃下或喝下一大口东西，在咀嚼和吞咽过程中，食物溶解于唾液或食物汁液里，然后与味蕾上的味觉细胞充分接触，每种味觉细胞就会选择自己的"搭档"进行配对，食物中的化学物质会与味觉细胞上的特定受体结合。这种结合是高度特异的，不同味道的受体只能与特定类型的分子结合，这相当于每把锁只能由独一无二的钥匙打开。

当特定味道的分子与对应的受体结合时，味觉细胞会发生电化学变化。这种变化激活了味觉细胞内的离子通道，导致离子流动，改变细胞的电位。比如说当我们吃到食盐时，食盐里面的钠离子就会与专管咸味的味觉细胞结合，然后钠离子这把独一无二的"钥匙"就打开了咸味味觉细胞上特定的通道，这就使得味觉细胞发生了改变，也就是电位发生了变化。

改变的电位产生神经信号，这些信号通过神经通路传送到大脑的味觉中枢。大脑解释这些信号，让我们感受到特定的味道，比如吃了盐之后，通过这一系列信号传递，大脑最后判断吃的这个东西是"咸"味。

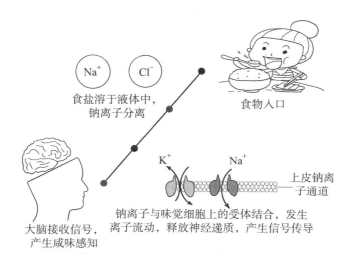

食盐溶于液体中，
钠离子分离

食物入口

K^+ Na^+

上皮钠离
子通道

钠离子与味觉细胞上的受体结合，发生
离子流动，释放神经递质，产生信号传导

大脑接收信号，
产生咸味感知

当然，我们很少吃像食盐这样有单一味道的东西，吃下去的食物中各种味道都与其相应的味觉细胞结合从而产生各种信号，而大脑将来自不同类型的味觉细胞的信号整合，使我们能够感知复杂的食物味道。当我们猛吃一口美食之后，食物本身的汁液先与味觉细胞结合，我们先感受到食物最初的味道，等我们开始咀嚼后，食物溶解在唾液和汁液中，这时味觉细胞可结合的味觉分子越来越多，我们能感受到的味道的层次也越来越丰富，等食物咽下去之后，残余的唾液和汁液还留在口腔，不断给我们的大脑传递着食物的余味。

鹽　钠在身体里的代谢

钠是人体必需的营养素,对于维持生命活动至关重要。下面我们就从人体对钠的获取途径、吸收过程、排泄过程来详细地了解这一重要物质。

钠在人体内的分布

钠主要分布在细胞外液中,占体液总钠量的90%以上。细胞外液中的钠离子对于维持渗透压和酸碱平衡具有关键作用。此外,钠还存在于细胞内液、胃液、汗液和胆汁中,参与各种生理过程。

钠的消化吸收过程

钠主要来源于食盐以及许多食物,如海产品、肉类、奶制品等。钠离子在消化过程中被吸收并进入血液循环,以满足身体的生理需求。

食物在嘴里咀嚼和吞咽的时候,钠离子并没有明显被吸收的过程。而到达胃部之后食物暂时储存并进行初步消化。钠离子在胃内可以通过扩散和被动转运进入血液。

钠主要的吸收发生在小肠,特别是十二指肠和空肠。这里有特殊的钠转运蛋白,通过主动运输将钠和葡萄糖一起吸收入细胞,随后进入血液循环。而钠一旦进入血液循环后就好像搭上了一辆公交车,被运输到全身各个细胞和组织中,以满足身体的生理需求。

钠的排泄过程

当身体摄取过多的钠,肾脏就会起到一个过滤器的作用,重新吸收需要的钠,帮助排出多余的钠,维持钠的平衡。这个过程可以用一个比喻来描述:想象一下肾脏是身体的清洁工场,而尿液就是打扫后的垃圾袋,多余的钠就像家里多余的废弃物。

(1)钠进入"清洁工场"(肾脏):随着血液流经肾脏,多余的钠会被"检测到",就像你在家里发现多余的废物一样。

(2)肾小管的处理:肾小管是肾脏的一部分,

它们就像清洁工的工具。这里,清洁工会分辨哪些"废物"(多余的钠)需要清理掉。肾小管通过复杂的生物化学过程把多余的钠"拾起来"。

(3)尿液排出:多余的钠会和水一起被装进"垃圾袋"——尿液,随后排出体外。

(4)保持清洁:肾脏会不断地进行这个过程,确保身体内部"干净整洁",不会因为多余的钠而影响身体的正常运作。

除了肾脏以外,我们身体的其他一些器官如皮肤、肠道也对钠有少量的排泄作用。比如,皮肤对钠的排泄主要是通过汗液,某些特殊情况下如大量出汗,那么皮肤排出的钠就会大大增加。

鹽 tips

不同人群对钠的需求量

说了那么多关于钠在我们体内"进进出出"的过程,那么问题又来了,人体究竟需要多少钠呢?所有人的需求量都一样吗?

不同人群对钠的需求当然是不同的!

1. 一般人群钠的需求量

正常人群的钠需求量受到年龄、性别、体重和活动水平等因素的影响。美国一项饮食方法防治高血压的研究(DASH)表明，不超过1500毫克钠的膳食有利于预防高血压，且不会出现钠缺乏问题。《中国居民膳食营养素参考摄入量(2023版)》建议成年人钠的适宜摄入量(以下简称 AI)为 1500 毫克/天。儿童、青少年和孕妇等特殊人群的需求量会有所不同。

2. 特殊人群钠的需求量

(1)婴儿：中国母乳钠含量为 110 毫克/升，按每日哺乳量 750 毫升计算，0～6 月龄婴儿的钠 AI 为 80 毫克/天；7～12 月龄婴儿膳食钠的 AI 为 180 毫克/天。

(2)儿童和青少年：目前尚缺乏儿童和青少年钠需要量的资料，因此以成年人 AI 为基础，采用代谢体重法推算，得到儿童和青少年各年龄段的钠 AI，1 岁为 500 毫克/天、

2 岁为 600 毫克/天、3 岁为 700 毫克/天、4～6 岁为 800 毫克/天、7～8 岁为 900 毫克/天、9～11 岁为 1 100 毫克/天、12～14 岁为 1 400 毫克/天和 15～17 岁为 1 600 毫克/天。儿童和青少年处于生长发育阶段，因此需要注意控制钠的摄入，以免对健康产生不良影响。

（3）孕妇和乳母：目前尚缺乏孕妇、哺乳期妇女钠的需要量与一般成年女性不同的证据，因此孕妇和乳母的钠 AI 与一般成年女性相同，为 1 500 毫克/天。若孕妇患有妊娠期高血压，在保持营养均衡的同时，更应按医嘱控制钠的摄入。

（4）老年人：老年人对钠的需求量相对较低，生理性肾功能减弱，若慢性病影响肾功能，更易导致钠潴留。目前推荐 65～74 岁和 75 岁以上老年人的钠 AI 均为 1 400 毫克/天。

盐 钠对人体的作用

钠是人体中一种重要的营养素,一般情况下,成人体内钠含量为 3 200(女)～4 170(男)毫摩尔(分别相当于 77～100 克),约占体重的 0.15%,体内钠主要在细胞外液,占总体钠的 45%～50%,骨骼中含量也高达 40%～46%,细胞内液含量较低,仅 9%～10%。

钠的生理功能

（1）维持水分与渗透压平衡：钠是细胞外液的主要阳离子,而钾离子是细胞内液主要的阳离子,两者共同维持水分与渗透压平衡。

（2）维持酸碱平衡：人体内有强大的酸碱缓冲系统,钠离子在肾脏重吸收时与氢离子（H^+）交换,维系碳酸氢根-碳酸根缓冲体系,排出体内的酸性代谢产物,从而保持体内酸碱平衡。

（3）神经肌肉兴奋性：钠是神经和肌肉细胞中的重要离子之一。它可以影响神经和肌肉的兴奋性和传导速度,从而维持正常的神经和肌肉功能。

(4)构成钠泵:钠泵是存在于细胞膜中的钠-钾依赖式 ATP(三磷酸腺苷)酶。当膜外钾离子或膜内钠离子浓度增加时被激活,分解 ATP 释放能量,把钾泵入膜内,把钠泵出膜外。

(5)参与能量代谢:钠离子参与 ATP(三磷酸腺苷)的生产和利用。钠与钾、钙离子共同参与细胞内外的信号传导,调节细胞的能量代谢,参与肌肉收缩和松弛过程中的能量转换。

钠对人体的作用

小小的钠元素居然有这么多的生理功能,并且这么多的功能都不是单独存在的,而是共同作用,对我们的身体发挥着不可或缺的生理功能。

(1)"调味品":就像烹饪中少不了的盐一样,钠是维持身体内液体平衡的重要"调味品"。它确保细胞和体液中的盐浓度适中,帮助神经传递信号、肌肉收缩,以及维持心脏跳动的正常节奏。

(2)充当"电力":钠就像电池一样,为神经和肌肉细胞提供所需的"电能"。神经细胞需要钠离子以产生电信号,从而使神经系统正常工作,它在神经传递信号和肌肉收缩中发挥关键作用,让我们能够感觉、移动和做出反应。

(3)"管道调节器":钠是细胞内外水分平衡的"管道调节器"。它影响体液的容量和血压,通过调整身体内的水分含量,确保细胞和组织得到足够的水分,保持生理功能正常运作。

(4)"健康卫士":钠就像一个健康卫士,守护我们的免疫系统。适量的钠有助于增强人体免疫力,提高抵抗力。钠可以调节细胞内外环境的稳定,增强白细胞的吞噬功能,提高人体对疾病的抵抗能力。

虽然钠对于人体来说有许多重要的作用,但是每日的钠摄入量还是需要控制,不能无限量摄入!

鹽 为什么推荐摄入5克钠盐

钠对于人体健康状态的维护不可或缺,食盐作为美味调节中必不可少的一环,是人体钠的主要来源。食盐除了帮助人体维持体液平衡之外，对于神经和肌肉的正常运作也起着至关重要的作用，过多或过少的食盐摄入都会对我们的健康状态产生不利的影响。

盐吃多了，会发生什么

由于肾脏对钠的接受范围较宽，一般情况下，即使口味"偏咸"，通过正常饮食而摄入的盐量，也不太会引起急性中毒。但如果由于意外导致误食、误用大量钠盐，会影响肾功能的正常运作而导致人体出现急性中毒的症状。血液中钠含量过高时（血钠＞150毫摩尔/升）称为高钠血症，人体会出现口渴、烦躁不安、精神恍惚等症状，严重者甚至会出现昏迷、死亡。

急性短期的情况下，如果食盐一次的摄入量达到35～40克时，可能会引起急性中毒，出现血压上升，脂肪代谢异常，胃黏膜细胞破裂等情况。平日长期摄入较高含量的食盐，会导致尿中的钠/钾比例增高，增加高血压风险。钠和钙的代谢途径都需要经过肾脏，并且由肾脏完成重新吸收的过程。肾脏的重吸收能力是固定的，当人体大量摄入钠时，肾脏就没有多余的能力去吸收钙，因此会导致钙不能被重新吸收，而是从尿液排出增加，高钠饮食也会对骨质流失有很大的影响。除代谢问题之外，长期的高钠饮食，还会增加胃癌发生的风险，因为长期的高盐摄入会损伤胃黏膜保护层，引起炎症反应发生。在黏膜上皮细胞损伤的情况下，胃幽门螺旋杆菌可能会加剧癌变的作用。

盐摄入越低越好吗

虽然我们不提倡高盐饮食，但完全限制钠的摄入也不是一种健康行为。在禁食、少食或者对钠盐过分限制时，身体可能会出现低钠血症（血钠＜135毫摩尔/升）。除了饮食以外，人体出现腹泻、呕吐等疾病状态时，以及在高温环境下过量出汗、重体力劳动时也会导致钠的摄入量不能满足人体需求。

钠缺乏时，人体为了保持体液平衡，细胞外的水分会进入到细胞内，造成血容量减少，从而导致血压下降，血液循环不足。钠缺乏的早期症状包括淡漠无神,起立时易晕倒等;严重钠缺乏时,人体会出现恶心呕吐、视力模糊、心率加快、血压下降等症状。如果不及时予以纠正,会出现外周循环衰竭、休克而导致死亡。

鹽 tips

《中国居民膳食指南(2022)》中的食盐推荐摄入量

2012 年调查显示,我国人均每日食盐用量约为 10.5 克,为了促进国民健康,我国卫生健康委员会也提倡群众逐步减少食盐摄入量。在最新的《中国居民膳食指南(2022)》中,我国成年人每日的食盐推荐摄入量要求不高于 5 克。

食盐推荐量的设定值主要考虑了以下因素。

(1) 保持生理平衡:适量的盐摄入是为了维持生理平衡,确保身体正常的电解质功能,特别是细胞膜的稳定和神经肌肉的正常兴奋。

（2）营养需求：每克食盐中约含有0.4克的钠,5克钠盐的建议符合世界卫生组织（WHO）和其他健康组织的营养指南,以确保人体获得足够的钠来满足生理需求。

（3）社会可行性：考虑到不同地区的饮食习惯和文化,每天5克盐被认为是一种相对平衡且可接受的建议。这个量也是在国际卫生组织和多个国家的营养指南中推荐的。

（4）健康影响的折中：每天5克盐是一种在健康和实际饮食之间取得折中的建议。它可以降低心血管疾病和高血压的风险,同时允许合理的口味和饮食习惯。

（5）全球健康组织建议：世界卫生组织（WHO）等国际权威组织发布了新的指南,将每日盐摄入量推荐为不超过5克,以减少心血管疾病和肥胖的风险。

综合考虑这些因素,每天5克盐是一种既能满足生理需求又能保持健康的合理限制。

但对于一些特定群体,如高血压患者、心脏病患者、肾病患者或其他特殊健康状况的人,医生会提出个体化的治疗性食盐摄入量推荐。

二、 减盐，从小开始

鹽 婴幼儿摄盐多的危害

婴儿自呱呱坠地起，就成为全家的重心，衣食住行，无不受到关注。WHO 推荐出生 6 个月以内的婴儿纯母乳喂养，满 6 月龄起，在继续母乳喂养的基础上添加辅食，引入营养丰富的各类食物，以满足其生长发育的需要。自添加辅食起，如何添加调味品，也成了家长们关心的重点。《中国居民膳食指南（2022）》中提到：婴幼儿辅食应单独制作，保持食物原味，尽量少加糖、盐及各种调味品。婴幼儿盐的合理摄入，尤其需要重视。

盐分摄入过量，对婴幼儿带来以下危害。

（1）导致婴幼儿肾脏负担加重：从出生至 24 月龄的婴幼儿，肾脏、肝脏等各种器官还未发育成熟,肾脏无法有效排除体内多余的盐分,体内盐过多会引起肾脏负荷过重,过量的盐分会导致水分流失过多和电解质紊乱等问题。有研究观察到,出生早期配方奶喂养的婴儿肾脏稍大于母乳喂养的婴儿,推测与配方奶喂养的婴儿钠摄入偏多,肾负荷过高有关。

（2）导致偏食、挑食:过早添加盐可能影响婴儿的口味偏好。婴幼儿味觉系统尚未完全发育,对盐的敏感度较高。盐可能导致婴儿对食物本身的味觉感知发生偏差,形成对咸味食物的偏好。过多的盐会刺激婴幼儿的口腔和胃肠道,并可能导致婴幼儿的食欲和消化功能下降。在习惯了高盐食物后,可能会影响对其他味道的接受和选择,导致偏食或挑食,影响日后的饮食习惯,进一步影响到成年后的健康。

（3）影响长期健康:婴幼儿在生命早期高盐饮食,可能会造成持续危害,影响长期健康。有研究表明,婴幼儿时期的钠摄入量对青春期、成年期血压有影响,而血压升高是心血管疾病的危险因素。

食盐摄入标准主要依据于钠的参考摄入量,

根据《中国居民膳食营养素参考摄入量(2023)》及《中国居民膳食指南(2022)》,对于 6 个月以内的婴儿,无论是纯母乳喂养、混合喂养还是配方奶喂养,从奶中就可以获取足够的钠。对于 7～12 月龄添加辅食后的婴儿,通过奶和辅食就能获取足够的钠,不推荐额外添加食盐。1 岁以后向成人化饮食模式转变,但需注意控盐,可针对同一食材,单独制作幼儿菜肴。1～2 岁的幼儿,钠盐的摄入量建议控制在 1.25 克/天以内,2～3 岁建议控制在 1.5 克以内,3～4 岁建议控制在 1.75 克以内,4～6 岁建议控制在 2 克以内。

不同年龄婴幼儿钠的每日适宜摄入量表

年龄(岁)	适宜摄入量(毫克/天)
0～0.5	80
0.5～1	180
1～2	500
2～3	600
3～4	700
4～6	800

可能出现钠摄入不足的情况

正常婴幼儿出现钠缺乏的情况极其少见。因为钠存在于大多数食物中，且婴幼儿的每日适宜摄入量相当低。以下两种情况可能出现钠摄入不足。

（1）辅食添加不顺利，或品种过于单一。0～6月龄婴儿，足量母乳或者配方奶均能提供足够的钠。对于需要添加辅食的六月龄以上的婴儿，若辅食添加过程中出现食物过敏、食物不耐受等因素，既影响奶的摄入量，又出现胃肠道反应，则可能出现钠缺乏。

（2）因疾病等因素，出现大量出汗、呕吐、腹泻等情况时，体内可能因丢失大量水分和钠、钾而导致水电解质紊乱，若未能得到及时补充，就可能导致低钠血症、低钾血症等。此时，应在医生医嘱下采取相关的口服补液盐等对症治疗。

鹽 婴幼儿食品低盐的重要性

通常来说，婴幼儿时期是指 0～3 岁之间，从出生到满 1 周岁之前为婴儿期，1～3 岁属于幼儿时期。婴幼儿时期是小儿出生后生长发育最迅速的时期，尤其是大脑发育和身体以及器官发育较为明显，他们需要不断获得丰富的营养，以满足生长发育需求。随着时代的进步和人们对健康生活的追求，婴幼儿食品的质量和安全性成了现代家长们特别关注的焦点。

婴幼儿的"盐"值

母乳是婴儿最理想的食物，坚持 6 月龄内纯母乳喂养。《中国居民膳食营养素参考摄入量（2023）》中提出 6 月龄内的婴儿钠适宜摄入量（AI）是每日 80 毫克，无论是母乳还是配方奶，其摄入的钠已经能满足婴儿本身对钠的需求量。其实，婴幼儿的味蕾相比成人要敏感，当成人觉得口感适宜时，对婴幼儿而言，可能已经"盐"值爆表。

婴儿满 6 月龄起开始添加辅食，逐步引入各种食物，7～12 月龄辅食不建议额外添加盐，避免"成人化"高盐的食物，保持食物原味。1～3 岁的幼儿每天需要 500～700 毫克的钠，即相当于 1.3～1.8 克的食盐，在日常生活中，也完全可以从天然食物中获取足够的钠，所以婴幼儿食品制备与选择务必要"控盐"。

科学研究表明，高盐饮食与高血压、心脏病等慢性疾病的发生风险密切相关。婴幼儿时期的血压调节机制相对不稳定，婴幼儿期高血压可能会持续到成年期，而高血压又会引起很多慢性非传染性疾病，如冠心病、脑卒中等。

饮食习惯的养成从婴幼儿阶段开始就非常关键。减少食品中的盐分含量不仅可以提供更好的味觉体验，促进婴幼儿的消化吸收，还可以降低心血管疾病的发生风险，为成人期的健康打下坚实的基础。

总而言之，婴幼儿食品要低盐主要是为了保护婴幼儿的健康和味觉发育，在制备婴幼儿食物时要注意控制盐的使用量，以保证婴幼儿获得科学、安全而均衡的营养,维持正常生长发育。

鹽 市售儿童食品一定低盐吗

市售儿童食品是指在超市、商店等零售渠道中出售的专门为儿童设计和制造的食品产品。商家通常对这些食品在成分、营养价值和口味上针对儿童的需求进行了调整。

随着经济水平的提高,我国儿童预包装食品的消费量也逐年上升,商家在包装上设计成各种色彩鲜艳、富有童趣的卡通图案,以增加消费者的购买欲望。市售儿童食品如儿童辅食、儿童零食、儿童调味品等,附有声称其减盐、低盐甚至无盐,以符合儿童的生理特点,保护其健康和味觉发育,在保证获得所需营养的同时,不过度添加盐分。家长在为儿童选购预包装食品时,需仔细辨别。

根据《预包装食品营养标签通则》(GB 28050—2011)的规定,一种食品若是要宣称相对同类食品减少了盐(钠),其钠含量应该比同类食品减少25%以上,每 100 克/毫升的钠含量≤120 毫克才可声称"低盐"，钠含量≤5毫克才可声称"无盐"。所以，我们可以通过查看食物标签的营养成分表判断市售儿童食品是否符合低盐的标准。

由于市场上的儿童食品品种繁多，加工方法和配料不同，其盐分含量也会有所不同，并不是所有的儿童食品都是低盐配方。如家长最常购买的儿童酱油，都宣称产品为"减盐""低钠"，而我国目前并没有儿童酱油的生产标准，酿造酱油的标准主要由国家标准《酿造酱油》（GB 18186—2000）规定，也就是说，酱油的生产只要符合该标准，即可上市出售，所以儿童酱油的含钠量并不一定比普通酱油低。儿童喜欢的成长奶酪经常作为零食食用，而市面上打着"儿童"字样的奶酪，往往是再制干酪，为保证再制干酪的风味及质地，在制作过程中通常会添加乳化盐，有的奶酪棒钠含量可以高达600毫克/100克。

主食类预包装食品如方便面、方便米饭、自热火锅等，为增加口感，多数都配备调味料包，也属于高钠食品。还有一些经过加工的儿童食品，例如饼干、薯片、果脯、海苔等小零食，往往有较高的含盐量,都是我们日常生活中常见的"隐形盐",不容忽视。因此,在购买市售食品时,我们必须认真阅读产品包装上标注的营养成分表,选择适合儿童的低盐食品,保护儿童的味蕾及健康。

即使市售儿童食品被标注为低盐食品,我们在使用时也需要注意适量,避免过度食用。在选择市售儿童食品时,我们要选购信誉好、口碑佳的品牌,注意查看食品生产厂商、配料表以及生产日期等信息。

综上所述,市售儿童食品并不一定都是低盐食品,我们需要仔细阅读产品包装上的标识和营养成分表,以符合儿童的生理特点。面对市场上琳琅满目的儿童食品,家长需要有一双"火眼金睛",去识别真正适合儿童的食品,保障儿童健康成长。

鹽 培养儿童的清淡口味

俗话说,"盐为百味之首""油多不坏菜",这种观念在家庭烹调中会导致儿童盐和油的摄入过多,儿童的饮食偏好也逐渐变得重口味。此外,儿童对糖,尤其是含糖饮料中添加糖的认识不足,含糖饮料的摄入量也显著增加。现代生活中,许多食品都被添加了大量的盐、糖和各种调味料,以迎合儿童不同的口味需求。长期高盐、高糖、高脂食物的摄入,会对儿童身体健康造成负面影响,如导致儿童肥胖,增加患高血压、糖尿病等代谢性疾病的风险。因此,建立清淡的饮食口味对于儿童的成长至关重要,有助于形成一生健康的饮食行为。

那么,如何建立儿童的清淡口味呢?家长需要在生活中做到以下几点。

(1)多样化的食物选择:向儿童介绍各种不同的天然健康食材及菜品,提供多样化的食物选择,包括蔬菜、水果、全谷类、乳制品和优质蛋白质食物。通过多样性的食材,可以增加儿童对清淡口味的接受度,享受食物天然的味道。

(2)减少加工食品或零食的摄入:限制加工食品或零食如盐腌制品、饼干、膨化食品、加工肉制品等。对于炸鸡腿、炸薯条等含脂肪较高的油炸食品,也应该少吃,不喝或少喝含糖饮料。尽量选择新鲜的食材,合理搭配,家庭自制食物,可以更好地控制盐分和糖分的摄入量。

（3）控制调味品的使用：烹制儿童膳食时，宜采用蒸、煮、炖、煨等烹调方式，并且要控制盐和糖的用量，不加鸡精、味精及辛辣料等调味品，保持食物的原汁原味。可以使用一些天然的调味料，如鲜榨的柠檬汁、番茄汁、南瓜汁、新鲜的香草等食材来增加食物的味道。

（4）关注食品标签：在购买食品时，仔细阅读食品标签，重点查看食品的配料表及营养成分表，尽量选择低盐或无盐添加的产品。

（5）榜样引导：作为家长或照顾者，应以身作则，成为儿童良好的榜样。自己首先养成清淡口味的饮食习惯，在日常生活中合理选择健康、均衡的食物，在家庭中营造一个健康饮食的环境，让儿童能够接触到并尝试各种天然原味的食物。

（6）鼓励儿童参与烹饪：让儿童参与食物的准备和烹饪过程，增加他们对食物的兴趣。可以带儿童去市场或超市选购食材，让他们亲手参与烹饪，培养他们对食物的好奇心和探索欲望，在实践中传授关于食物的营养知识，树立为自己健康和行为负责的信念。

总之，建立儿童的清淡口味需要通过循序渐进的方式和积极的引导，让他们逐步适应和喜欢上清淡的食物，切勿强迫儿童接受某种口味。建立儿童清淡口味的最终目的是要让他们更好地了解和享受健康食物，有助于预防肥胖和慢性病的发生。通过以上的六种方法，家长们可以有效帮助儿童养成健康的饮食行为和生活方式，避免高脂、高糖、高盐的食品摄入过多。

鹽 盐吃多了诱发"青春痘"

青春痘俗称痘痘，学名痤疮，是一种常见的皮肤病，临床表现为面部的粉刺、丘疹等。痘痘的形成与多种因素有关，包括雄激素分泌旺盛、皮脂分泌过多、毛囊皮脂腺管堵塞、痤疮丙酸杆菌感染、内分泌失调，以及不良生活习惯如熬夜、饮食不规律等。

青春期是人体生长发育的关键时期，激素分泌旺盛，而且此阶段是学业、心理等方面压力较大的时期,压力过大会导致内分泌失调,进而诱发痘痘。由于痘痘主要发生在青春期,通常出现在面部、颈部、胸部和背部等皮脂分泌较为旺盛的部位,故又被称为"青春痘"。

有人问:青春期吃盐多与痘痘有关吗?

答案是:青春期摄入过多的盐可能会诱发痘痘。

我们知道,痘痘的产生与皮脂腺分泌异常有关。由于皮脂分泌过多导致皮肤表面油脂增加,容易吸附空气中的灰尘和污垢,堵塞毛孔,从而引发一系列皮肤问题,如痘痘、粉刺等。青春期是人体生长发育旺盛的阶段,尤其是性激素分泌的高峰期,性激素能增进食欲、促进体格和生殖系统发育,其中雄激素还能促进皮脂腺分泌。青春期的孩子在生长发育的促动下,饮食摄入增加,而饮食行为上缺乏约束力,往往喜欢重口味、高脂、高糖、辛辣刺激的食物,以此来缓解压力与情绪。但这些食品大都有高盐、高脂等特点,这都会促使痘痘产生。

总之,盐摄入与油脂分泌之间存在一定的关

联。保持清淡饮食，有助于控制油脂分泌，维护皮肤健康。

青春期痘痘的改善措施

（1）保持良好的生活习惯：适当运动，规律作息，避免熬夜。

（2）合理饮食：多吃蔬菜水果，减少油腻、辛辣食物，控制钠盐摄入。

（3）控制化妆品的使用，尽量选择温和、无刺激的护肤品。

（4）学会缓解压力、放松心情，保持良好的心态。

当然，如果痘痘问题严重，我们还可以寻求专业医生的帮助，根据实际情况采取药物治疗或其他治疗方式。需要注意的是，痘痘的产生是一个复杂的过程，不同个体原因可能不同，因此在处理痘痘问题时，需要针对个人情况进行分析和处理。

鹽　老年人避免越吃越咸

随着社会老龄化，人们开始注重老年人的身心健康，而很多人都发现老年人越吃越咸的情况，这已经是一个普遍存在的现象。这种口味的改变与老年人的味觉变化、健康问题以及生活习惯等息息相关。

研究表明，随着年龄的增长，味觉从 60 岁左右开始逐渐下降，70 岁以上的老年人则退化得更加明显，但具体程度可能会因个体差异而异，总觉得饭菜"淡而无味"，因此为了获得味觉的满足感进而会更重风味。这也就导致了他们对饮食的咸度有了更高的需求，从而慢慢地增加了盐的摄入。

有部分老年人本身存在一些健康问题，如高血压、肾脏疾病等，摄入过多的盐会对身体健康产生负面影响。很多的老年人并不太了解或意识不到需要控制食物中钠盐的含量，继而导致平时过度摄入了盐分。

此外，一些老年人的生活习惯、地域饮食风

俗,如川菜、徽菜、湘菜等都以咸鲜或熏炒腊味为主,也会直接或间接地影响人们对食物盐度的需求。

那么,老年人应该如何安排饮食呢?

在一般成年人的合理饮食基础上,应为老年人提供更加丰富多样的食物,特别是易于消化吸收、利用,且富含优质蛋白的动物性食物和大豆类制品。可多与人交流,共同进餐,保持良好的食欲,享受美味食物,体验快乐生活。同时鼓励老年人积极进行身体活动,特别是户外活动,更多地呼吸新鲜空气,接受阳光,积极的身体活动增进食欲。

针对老年人越吃越咸的问题,我们需要去主动采取一些改变措施,进而达到清淡、均衡的饮食。可以先帮助老年人增加对食物盐分的认识,了解食物中的含盐量,并适量减少食物中盐的使用。其次,建议多选择那些新鲜、天然的食材,烹饪时合理搭配膳食,摄入丰富的蔬菜、水果和谷物,以及适量的"荤"性菜肴,控制好调味料的使用量,要让老年人也保持良好的饮食习惯。

当然,在老年人养成健康饮食习惯的过程中,家人可提供适当的食物和其他的辅导方式来帮助他们减少盐的摄入，这样不仅可以减少老年人购买食物与选择食物的困惑，也有助于提高他们的生活质量和健康水平。

鹽 tips

适用于老年人群的增加味觉的做法

（1）草药和调味料：例如百里香、牛至、罗勒、欧芹、迷迭香等。

（2）酸味调料：例如柠檬汁、醋、番茄酱等。

（3）甜味调料：例如蜂蜜、红糖、枫糖浆等。

（4）香料混合物：例如五香粉、咖喱粉、孜然粉、胡椒粉等。

需要注意的是，虽然这些香料可以替代部分盐的使用，但仍然需要注意适量使用，家庭烹饪时，一般用量在2～7克较为合适，醋类可放宽到10～20克，以免过量摄入钠。

三、 盐与减盐技巧

鹽 认识名目众多的食盐

我们去超市购买食盐的时候,可以发现市售食盐种类繁多,除了普通食盐外,还有海盐、湖盐、低钠盐、井矿盐等,这些食盐有什么区别呢? 我们又该如何挑选?

按照来源分类

根据食盐的不同来源,可以分为海盐、湖盐、井矿盐这 3 种,也是日常生活中最常见的 3 种。当前,我国食盐产品结构占比为井矿盐 87%、海盐 10%、湖盐 3%。

(1) 井矿盐:井矿盐是井盐和矿盐的合称。井盐是通过钻井的方式抽取地下天然卤水制成的盐,矿盐是开采地下天然盐矿石经研磨、筛选等加工工序制成的盐,可见两者并不完全一样,但岩盐矿床有时与天然卤水盐矿共存,所以把通过矿井开采出来的盐统称为井矿盐。井矿盐因深埋地下,几乎没有受到污染,所以其纯度高、杂质少,品质优良,且生产加工成本低,目前已成为我国食用盐的主要来源。

（2）海盐：如其名,是海水蒸发和结晶过程中提取的盐分,经过"煮海熬波""淋卤煎盐""晒海成盐"三个阶段。相比于普通食盐,海盐未经进一步精炼处理,因此保留了海水中的微量元素,味道也相对更为清爽。

（3）湖盐：湖盐,是从盐湖中开采的盐,或者通过盐湖卤水为原材料,在盐田中晒制而成的盐。青海省是我国生产湖盐的主要地区,故湖盐也被称为"青盐"。湖盐因盐湖不同,所含的矿物质和藻类也不同,从而呈现出白色、青色、红色等不同的颜色。盐湖的流动性远小于海水,不可控因素也少于海水,因此湖盐的纯度比海盐高一些,受污染程度也小于海盐。

以上开采的盐都属于粗盐,即未经精细加工,保留了天然的结晶形态,矿物质种类较丰富。粗盐经过溶解、沉淀、过滤、蒸发,可制得细盐,也叫精制盐,其外观颜色更白更细腻。相比之下,粗盐因颗粒大、溶解速度慢,适合用来腌制蔬菜和肉类,而细盐溶解快、易入味,适合炒菜、凉拌。

按照成分分类

除了按照来源区分,食盐也可按照"营养成分表"标注的成分分为:加碘盐、无碘盐、低钠盐。

（1）加碘盐:碘是我们人体所必需的一种微量元素,可以合成甲状腺激素、促进生长发育、新陈代谢等。为了防治碘缺乏病,1996 年起我国开始全面推广加碘盐,目前我们日常生活中食用的盐多为加碘盐。如果生活在碘缺乏地区,或饮食中海产品摄入不足,建议食用加碘盐,"海藻盐"也属于加碘盐的一种。

（2）无碘盐:无碘盐就是在盐里不添加碘元素,甲状腺功能亢进者可选用。如果生活在水源性高碘地区的人群,每天从饮食和饮水中可以获得足够的碘,无须食用加碘盐。

（3）低钠盐:低钠盐是用碘盐再加工制成的,用氯化钾代替普通食盐中约 30% 的氯化钠,但又不改变咸度。食用低钠盐可以减少钠的摄入量,有利于高血压防治。但对于肾功能不全、重体力劳动强度者、高温作业者、服用保钾类药物的高血压患者以及高钾血症患者应慎用低钠盐。

此外,还有一些五花八门的盐,如竹盐、蒜盐、柠檬盐、椒盐、葱盐等,其本质都是食盐,只是在颜色、制作工艺上加了些噱头,或是将食盐与香料、其他调味品混合而成,大家按需购买即可。

盐 低钠盐就健康吗

食盐的来源包括海盐、井盐、矿盐、湖盐、土盐等,它们的主要成分都是氯化钠,化学式为 NaCl。此外,食盐中还可能含有钡盐、氯化物、镁、铅、砷、锌、硫酸盐等杂质。

低钠盐,是指将普通食盐（氯化钠含量

90%～99%)中混入一定比例、同样具有咸味的氯化钾和硫酸镁。低钠盐含有 60%～70% 的氯化钠、20%～30% 的氯化钾和 8%～12% 的硫酸镁。与普通食盐相比,低钠盐的显著特点是钠含量减少,钾含量增多。食用低钠盐能够减少钠离子的摄入,从而一定程度上减少患高血压、心脑血管病等疾病的风险。

哪些人群适合低钠盐

(1) 高血压患者:低钠盐能够减少钠离子的摄入,从而帮助控制血压,适合高血压患者食用。

(2) 中老年人:中老年人的口味往往比较重,食用低钠盐可以帮助他们减少钠的摄入、维持钠钾平衡,预防并且控制高血压。

(3) 饮食中需要少盐少油的人:比如肥胖症患者,需要限制钠的摄入,有助于控制体重和降低血压。

(4) 甲状腺亢进患者:甲状腺功能亢进的人应该在限制碘的同时限制钠的摄入,以缓解病情。

哪些人群不适合低钠盐

（1）婴儿：0～1岁的婴儿肾脏功能发育尚不完善，钾的适宜摄入量为400～600毫克/天，由于低钠盐中的钾含量偏高，每克盐中含100～350毫克（以氯化钾计）食用低钠盐会增加肾脏代谢钾离子的负担，应当关注肾脏功能。

（2）肾功能障碍患者：人体内的钾离子主要是通过肾脏排出体外的，因此有慢性肾衰竭、肾病综合征等肾功能障碍的患者长期食用低钠盐会影响体内钾离子的代谢，增加高钾血症的风险，对身体健康不利。

（3）服用降压药的人：服用血管紧张素转换酶抑制剂和钙通道阻滞剂等降压药物的患者不宜不控量地食用低钠盐，建议咨询医生。

鹽 不容忽视的"隐形盐"

虽然很多人已经认识到"多盐"的危害，但是仅关注食盐的量，认为只要平时烹饪放的盐不多，吃得不咸，盐的摄入就没有超量，忽略了食物中的

"隐形盐",不知不觉中盐(钠)摄入也会超标。

"减盐",准确来说,应该是控制"钠"的摄入量,食盐是我们膳食中钠的主要来源,1克食盐约含400毫克钠(《中国居民膳食指南2022》),此外一些调味品,加工食品的食品添加剂中也含有一部分的钠,这部分"藏在"调料(酱油、酱类)、咸菜以及高盐食品中的盐(钠),叫作"隐形盐(钠)",这种"盐"常被大家忽视。

"火眼金睛"——如何识别常见隐形盐食物

常见的隐形盐主要见于各种调味品,如酱油、咸菜、酱豆腐,味精等。此外,在加工食品中,为了调节食物口感及抑菌等作用,也会加入一定的盐。一些食品添加剂中也含有钠,如谷氨酸钠(味精)、碳酸氢钠(小苏打)、枸橼酸钠、柠檬酸钠、苯甲酸钠等,这些都会增加加工食品的钠含量。

(1) 不以口味判断"盐(钠)":一些人认为只要"吃起来不咸",就代表食物含盐(钠)量不高,然而并不是所有"钠盐"的味道都是咸。一些加工食品,虽然吃起来咸味不大,但在加工过程中都添加了食盐或者含钠的食品添加剂（如小苏打等），所以像是挂面、面包、饼干，甚至有些吃起来甜甜的蛋糕、冰激凌、奶酪等其中也含有盐（钠）。

（2）学会查看"营养成分表"：购买食物时，学会看食物外包装的营养成分表，特别留意钠的含量。什么是低钠食品呢？我国在 2009 年发布了中华人民共和国国家标准《低钠食品》（GB/T 23789—2009），该标准中规定，低钠食品的标准是钠含量<120 毫克/100 克（固体）或 100 毫升（液体）的食品。如果所选食品钠的参考摄入量（NRV%）超过 30%，那么还是换个选择。

（3）少吃少买：控制隐形盐摄入量，最好的办法是少吃少买，少买高盐超加工食品，少吃腌制食品，减少调味料及咸菜的摄入，从源头把控。一碗美味的方便面，料包加面饼通常含有超过 2000 毫克的钠，折算成盐约 5 克，已经达到我们每日盐摄入量的上限。

（4）调味也有好方法：除了酱油酱料等调味料，还可以尝试其他天然调味料调味，比如八角、花椒、葱、姜、蒜、柠檬等，烹饪过程中适当加醋等，都可以在一定程度上弱化咸味不足带来的适口性降低。多尝试清蒸、水煮等烹饪方式,品味食材的"自然本味"。美食界有句话,"最好的食材往往只需要最朴素的烹饪方式"。

（5）多选"天然食材":快节奏时代,诸多方便食品,加工肉类、薯片、糖果、冰激凌、含糖饮料等加入了我们生活,这些经过多重加工工艺的食品,被称为超加工食品(UPF,指在已经加工过的食品基础上再加工,添加多种食品添加剂,往往具有高糖、高盐、高脂肪特征的食品)。

目前,超加工食品占据了我们饮食食物能量来源的较大的比例,在美国,超过 70% 的包装食品被归类为 UPF,约占总能量摄入的 60%。超加工食品往往具有高盐、高能量、高脂肪、高糖以及低微量营养素、低膳食纤维等特点。研究表明,超加工食物对健康有不利影响,高摄入量的超加工食品与包括肥胖在内的多种慢性疾病的风险增加相关;长期超加工食品的高摄入亦会对肠道菌群产生影响,对身体健康造成潜在危害。

完全避免不吃这类食物或许比较困难,但我们可以尝试做出一些改变来尽量减少他们的摄入,如有空时尽量自己做饭,并选择新鲜的食材烹饪;没空吃饭时,不要零食饮料应付一顿,再忙也要好好吃饭;改变零食选择,例如用水果、蔬菜、奶类替换薯片和饼干等。

鹽 tips

常见食物"隐形盐"含量表

"隐形盐"不容忽视,大家生活中需要"火眼金睛"识别隐形盐,控制盐的总摄入,成为"盐值达人"。

常见食物中"隐形盐"含量表

食物名称	相当食盐量(克)
10毫升酱油	1.6～1.7
10克豆瓣酱	1.5
15克榨菜(约1袋)	1.6
20克腐乳(约1块)	1.5

简单的健康减盐法

续 表

食物名称	相当食盐量（克）
50 克咸鸭蛋（约 1 个）	3.4
50 克海苔	2.03
50 克五香豆	2
50 克九制梅肉	1.21
50 克盐水鸭	1.98
50 克酱鸭	1.24
100 克龙须面	1.49
100 克油条	1.49
100 克面包（均值）	0.59
100 克咸面包	1.34
100 克素火腿	1.72
100 克热狗（原味）	1.74
100 克饼干（咸）	1.77
100 克薯片（烧烤味）	1.29

＊数据来源：《中国居民膳食指南（2022）》

鹽 小心"藏盐大户"

盐的来源,除了日常烧菜放盐外,我们往往会忽视盐的"隐形"来源,在我们不知情的情况下摄入,从而导致实际食盐量超标。

咸腌制品

我国咸腌制品的发展历史悠久,最早记载于3100年前的商周时期。在《诗经·邶风·谷风》中提到的"我有旨蓄,亦以御冬",其中的"旨蓄"就是指用坛子腌制的干咸菜。由于不同地区的饮食文化差异,形成了各式各样的咸腌制食品。

老北京的"水疙瘩"是一种用芥菜头腌制而成的咸菜,口感清爽。天津的"津冬菜"则是用大白菜腌制而成,口感鲜美。苏州的"春不老"是一种腌制的萝卜干,口感清脆。四川的榨菜则是用茎瘤芥(又称青菜头)腌制而成,口感鲜香。福建的黄萝卜也是一种用萝卜腌制而成,酸甜可口。东北的酸菜则是一种以白菜为主,通过发酵而成的腌制菜,口感酸爽。浙江的金华火腿则是一种以猪腿肉为原材料经过腌制而成的食品,口感香醇。这些咸腌制品各具特色,不仅丰富了人们的餐桌,同时也是中国传统饮食文化的重要组成部分。

古人通过生活实践发现,用盐腌制食物可以延长其储藏时间,防止腐败变质。科学研究证实,高浓度的盐分能够降低食物内部的水分活度,减少微生物生成所必需的水分,从而抑制微生物的生长和繁殖。另外,盐还可以与食物中的蛋白质、糖类等成分发生化学反应,生成独特的香味和口感。这些化学反应会产生一些新的化合物,如氨基酸、核苷酸等,这些化合物是构成食物香味和口感的重要成分。因此,腌制食品往往具有独特的香味和口感,这也是人们喜欢食用腌制食品的原因之一。

但是,咸腌制品的制作过程中会加入较多的食盐,其含盐量普遍较高。一般来说,一小袋15克的榨菜、酱大头菜、冬菜等咸腌制品中,大约含有 1.6 克的盐。

如果频繁食用或一次食用过多的咸腌制品，就会摄入过多的盐分。

调味品

有些调味品为美食增添了许多鲜味，但是往往不经意间忽略了其中"暗藏"的盐。例如酱油、豆瓣酱、番茄酱、蚝油、腐乳等，这些调味品往往在加工的过程中添加食盐。

酱油在酿造的过程中，加入食盐一方面可以调节发酵过程中的 pH 值和水分以抑制腐败菌生长，另一方面食盐使原材料中的蛋白质水解生成氨基酸和短肽，提升酱油的鲜味。通常，10 毫升的酱油含 1.6～1.7 克盐。

蚝油是以牡蛎肉为基础，经过煮熟、浓缩和萃取而得。虽然牡蛎肉自身带有海鲜的咸味，但因不够充分，加工时需额外添加食盐提升咸味来增加鲜味。同时，加盐使蚝油汁变得更加黏稠、蚝香浓郁，蚝油一匙（约 15 克）含盐达 1.5 克。

腐乳的制作过程中也会加入食盐腌制，盐可

使豆腐中的水分析出，豆腐块变硬，抑制微生物的生长，同时有利于浸提出起发酵作用的蛋白酶，而这些蛋白酶将蛋白质分解，进一步提升腐乳的鲜味和风味。一般来说，一块 20 克的腐乳约含盐 1.5 克。

总的来说，盐腌制食品和调味品一般都含有一定量的盐，它可以提升丰富食物的口感，提鲜增味，但还需合理使用，保持健康的饮食习惯。

鹽 tips

快速识别"藏盐大户"

消费者购买时可以仔细查看营养成分表中的钠含量。我国规定，固体食物中钠超过 600 毫克/100 克或高于参考标准的 30%，液体食物中钠超过 300 毫克/100 克或高于参考标准的 15% 属于高钠食品，也就是百姓说的高盐食品，尽量少选少吃！

为了健康，值得这样做！

常见高盐食品表（每100克）

食物名称	相当于盐含量（克）
榨菜	10.80
萝卜干	10.68
大头菜	15.39
腐乳（红）	7.85
海苔	4.06
方便面	2.91

注：1克食盐＝400毫克钠，1克钠＝2.5克食盐

鹽 高颜值的彩色"网红盐"

"皎洁如凝雪，晶莹似结冰""盐虽逊雪三分白，雪却输盐一味咸"，古人常常比喻盐为白雪，夸赞盐的洁白纯净。但现在一些颜色各异的网红盐却越来越受到一些追求时尚人士的热烈追捧，成为高品质生活的一种标签。目前，市场上出现较多的网红盐有粉红色的、蓝色的、暗红色和黑色

的，下面就来看看这些"网红盐"。

世界上最浪漫的粉盐

喜马拉雅粉盐是一种白里透红、红里带粉的晶体。因粉红色往往象征着浪漫，粉盐也就成了最浪漫的盐。一小瓶粉盐的价格是普通精制盐的几十倍，也号称"盐中瑰宝""盐王爷"。

说到喜马拉雅粉盐，脑海中是否已浮现连绵起伏、高耸入云，被称为世界屋脊的雪山。事实上，喜马拉雅粉盐并非产自喜马拉雅山，而产自巴基斯坦东部的旁遮普省杰赫勒姆地区的凯沃拉盐矿，开采于山坑深处，属于岩盐。旁遮普省距离喜马拉雅山脉相距八百公里以上，位于喜马拉雅山脉边缘。

喜马拉雅粉盐属于粗盐，未经过精制。由矿工开采、工厂切割后运输至世界各地。粉盐还是以氯化钠为主要成分。开采粉盐的过程保留了天然盐矿中的多种矿物质，其中含有铁和镁，所以能呈现出粉红色。虽然这些矿物质也是人体所需的营养素，但总体含量较低，且不同批次开采的粉盐中的矿物质含量并不稳定。

逐渐消失的"蓝宝石"

人称"蓝宝石"的伊朗蓝盐是一种蓝色晶体，也属于岩盐，产于伊朗伊斯法罕地区的地下岩石层中。蓝色外观是由于矿石中含有微量的钙、钾和镁元素所造成的。伊朗蓝盐因储存和产量较低，是一种较为稀有的食用盐。相传，蓝盐的后味有紫罗兰的香气，古时为波斯国王的贡品。

活火山的馈赠

夏威夷火山红盐是一种暗红色晶体，由火山喷发后形成盐矿，是来自岩浆层的盐。少数人品尝火山盐后能感受到微妙的岩石气息，为菜肴增加了独特的层次感。

九转炼"紫丹"

有一种紫色盐，是把装满海盐的竹筒放入高温炉内反复煅烧而得，煅烧的过程犹如太上老君炼丹。竹筒和海盐在至少 800 摄氏度以上的高温下煅烧,竹筒在高温下炭化形成竹炭,海盐在高温下熔化为液态,同时两者发生化学反应使液态海盐含有少量碳元素。待液态海盐冷却形成结晶,粉碎结晶后放入新的竹筒内再次高温煅烧,反复循环。商家会根据煅烧的次数分为不同等级,如一烤、三烤、九烤,以九烤为最佳。九烤后的竹盐称紫竹盐,因含有少量碳元素,故颜色为紫色或黑色。

高"盐"值的网红盐,越来越成为一种时尚潮流,实际上,只有味蕾敏感的人群才能感受到其独特的风味。商家以纯天然、益健康、产量稀缺且富含多种矿物质或元素为主要卖点,价格远超普通食盐的几十倍以上。

《中国居民膳食指南(2022)》中推荐成年人每天摄入食盐不超过5克。网红食盐中的主要成分与普通食盐相近,约90%为氯化钠,其余矿物质含量极低,约占10%。不能依赖网红食盐中微量矿物质来获取人体所需的各类矿物质。从营养健康的角度,食物多样、合理搭配的平衡饮食才是满足人体所需各类矿物质的合理来源。

总之，考虑购买网红盐时，应理性思考兼顾自身实际需求，而不是被"盐"色所迷惑而盲目跟风或一味追求时尚。对绝大多数的人来说，还是建议让盐回归本"色"。

鹽 盐的奇妙魔法——甜点里也有盐

"无糖不鲜，无盐不甜"，这是一句民间流传已久的谚语，它强调了糖和盐在美食中的重要性。糖可以提升食物的鲜味，而盐则可以增强食物的甜味。大家听到这句话时会感到些迷惑，"无盐不甜"又从何说起呢？事实上，盐在美食中可以说是一种"魔法"般的调味品，下面来揭秘这些"魔法"。

欺骗味蕾的魔法

在我国江浙地区，有些菜品会同时放入糖和盐调味，以增加菜肴的口感和风味，如浓油赤酱的上海本帮菜"红烧肉"，先用糖炒糖色，使菜肴的色泽呈现诱人的红色，酱油激发酱香味，调味时撒入少许食盐，这样的烹饪技法使红烧肉色泽诱人、口感醇香、甜中带咸。

　　事实上，味蕾先接触的物质和后接触的物质会产生对比的效果。糖中加少许盐，会增加一些甜度，这是味蕾味觉神经对原来的糖和现在加盐的糖进行对比表现出来的结果。如日常生活中，在吃了酸柠檬后，再吃一颗糖，会感觉原先糖的味道更加甜了，但实际上糖的浓度没有任何变化，这也是一种味觉的对比效果。厨师们正是利用了这种效果，通过搭配不同的食材和调料，创造许多经典的美食佳肴，适度地加入糖和盐，更丰富了口感层次。

阻断"冰晶"的魔法

　　有的朋友会发现冰激凌的配料表中往往注明含有食用盐，为什么甜蜜的冰激凌中要加入食盐呢？

　　在甜蜜的冰激凌制作过程中加入一点点食盐，这可不是什么奇怪的搭配，盐除了产生味觉的对比效果增加甜度外，还有点像是一位魔法师在施展魔法，能巧妙地阻断了冷冻过程中冰晶的产生，让我们的舌尖能够体验到如丝绸般顺滑的口感，而不是被冻成碎冰碴的颗粒感。

　　当食盐中的氯化钠与冰激凌中的蛋白质相遇时，它们会相互作用，形成一种叫作蛋白质-氯化物的复合物。这些复合物在冰激凌中起到了类似于胶体的作用，把冰激凌中的水分和其他成分牢牢地结合在一起，形成了稳定的体系。这样，即使在冷冻过程中，冰激凌中的水分也不会形成大的冰晶，而是在食盐的作用下，降低水的冰点，形成了许多微小的冰晶，使得冰激凌口感更加细腻。虽然食盐在冰激凌中的作用如此神奇，但通常情况下，冰激凌中的含盐量是比较低的，以确保最佳的稳定效果和口感。

提升品质的魔法

　　有的朋友会发现有的面包口感寡淡，但配料表中往往也注明含有食用盐，那这添加的食用盐到底是去哪里了，为什么品尝不到？

　　事实上，面包在制作过程中是需要额外添加少许食用盐的。一方面，盐可以稳定面筋，改变面筋的物理性质,增加吸收性,使面筋膨胀且不断裂,这样的面包内部紧密,最终烘烤后的面包口感绵密;另一方面,盐能抑制酵母发酵,延长发酵时间,使面团充分发酵且体积更大,这样才能得到美味和美颜的大面包。

然而,值得注意的是,美食美味虽好,但应控制食盐和糖的摄入量,大家可以利用食材自身的鲜美味道进行烹饪,这样可以减少盐和糖的使用量,保持健康的饮食习惯。

总的来说,加入适量的盐可以增加菜肴的甜度、让冰激凌更顺滑、让面包更有品质,虽然美食美味,但过量摄入食用盐会对人体的健康造成负担。

鹽 外卖餐的减盐法

随着社会的发展,快节奏生活中订外卖的次数越来越多,订外卖也成为很多人生活不可缺少的一个技能。人们选择订外卖的原因也有很多,主要有以下几点:①便捷性:人们通过手机外卖平台下单后即可享受送餐服务，无须亲自去餐厅排队等候或自己烹饪食物，这对于忙碌的上班族、学生和家庭主妇来说尤为吸引人。②多样选择：无论是中餐、西餐、快餐还是特色小吃，人们可以根据自己的口味和需求选择合适的菜品，满足了人们对于不同口味和饮食偏好的需求。③时间节约：订外卖节省了购买、烹饪和清洗的时间，人们能够更专注于工作、学习或其他重要事务。④社交便利：在工作和生活中，现在人们也会通过邀请朋友或同事一起共享外卖美食的方式，来增进彼此之间的交流。⑤惠和促销：外卖平台经常推出各种满减、折扣券、免费配送等优惠和促销活动，增加了外卖的吸引力。

虽然外卖给我们的生活带来了许多的便利和选择，但我们也需要注意合理的饮食和健康生活的重要性。通常外卖的食物含有较高的盐分，大家在享受外卖的同时，也应该注意控制盐的摄入，选择卫生健康的食物。

因此，点外卖如何减少盐的摄入量，可以参考以下几个方法。

（1）减少吃外卖的频率：外卖通常含有较高的能量、脂肪、糖分和盐分，经常吃外卖，容易无形中增加肥胖、高血压、糖尿病等健康问题的风险，所以减少外卖频率，才能让我们更好地控制饮食，健康生活。

（2）点餐时选低盐选项：许多外卖平台都提供了一些低盐食物的选择，例如低盐鸡肉或低盐蔬菜炒饭等。大家可以在订购时选择这类的食物，来减少盐的摄入。

（3）外卖食物的加工方式也可能影响食物中盐的含量，例如烤制和熟制食物，通常需要更多的盐来增加味道，因此，建议尽量避免选择加工方式复杂的食物，选择时有清炖则不吃红烧，腌咸制品更要少吃！

（4）要求减少盐：选择可以备注减少盐量的供餐平台。

（5）少喝汤：吃外卖食物时，一些含汤水较多的食物，例如面条，米粉，馄饨等，为保障汤汁味道可口，一般也会加入调味品和盐，如果连汤一起喝掉，一顿下来盐的摄入肯定会超标。

（6）温水涮洗：若忘记要求外卖烹饪时少放盐，或拿到外卖后希望减少盐分摄入，可准备一碗温水，将食物快速在水碗中涮洗下，可减少表面盐分，减少一些盐的摄入。

（7）选择调味料：可以使用一些健康的调味料替代盐，例如醋、柠檬汁、低钠酱油、黑胡椒等。这些调味料可以帮助您增加食物的口感，同时降低盐的摄入量。

（8）控制摄入量：无论吃什么食物，控制摄入量都是非常重要的。遇到那些浓油赤酱的食物，我们可以减少这类高盐食物吃的量，来降低盐的摄入量。

总之，通过合理的选择和调整，是可以减少外卖餐的盐摄入量。需要我们注意食物的选择、烹饪的方法和食用方式上的技巧。

鹽 低盐烹饪法

随着现代生活方式的改变，饮食结构中盐的摄入量逐渐增加，全民"高盐"已是普遍现象。减盐是一项重要的健康举措,家庭是减盐的"主战场",需要我们不断强化健康观念,改变烹饪方式,做到减盐不减味。

巧用限盐勺

烹饪时凭感觉放盐,容易加多,买个限盐勺即可以解决"手抖"的问题。常用的限盐勺为 2 克,每天 3 勺,就是一个人一天的推荐食盐摄入量。做饭时使用限盐勺可以控制每餐的用盐量,掌握用盐分寸。如果没有限盐勺,也可以用一些简单易得的物品,比如啤酒瓶盖(去除橡胶垫),可以装 6 克食盐。此外,也可以买个限盐罐,按照每人每天 5 克的量,将家庭一个月的用盐量装入,并严格限制食用一个月以上。

选用新鲜食材

新鲜的蔬果有自己天然的风味,可以增添味觉的感受性。如菌菇、香菜、海藻等是富含鲜味的天然食材,大蒜、洋葱、姜、胡椒、辣椒、迷迭香、孜然等可以提味,减少对盐分的依赖;柠檬、醋、番茄

简单的健康减盐法

酱等酸性食材也可以刺激味蕾,增加食物的风味,从而减少食盐用量。肉类烹饪时用盐较多,控制食用量可减少盐的摄入,相反蔬菜不易吸盐。

改变烹饪方式

尽量选用蒸、煮、凉拌、白灼、清炒、涮等烹饪方式,可以更好地享受食物的天然味道。浓油赤酱的食物风味固然好,但是酱油中含盐量很高,不知不觉就摄入了很多食盐。部分蔬菜和肉类,如泡菜、酸菜、雪菜、咸鱼、腊肠等,经腌制后既好吃,又能延长保存时间,深受很多家庭的喜爱,但是它们不仅属于高盐食品,还会带来亚硝胺类化合物隐患,亚硝胺类化合物有很强的致癌性。此外,食物出锅时再放盐,可以让盐停留在食物表面,在保持同样咸度的情况下减少食盐用量。

选择减盐调味料

日常想要可持续地减盐,可以先从使用频率最高的调味料开始,将家里的食盐换成低钠盐,将普通酱油换成减盐酱油,以减少盐摄入,但是肾功能不全患者慎用。此外,鸡精、味精、蚝油、沙拉酱、豆瓣酱等调味品含盐量高,需减少用量。

美味汤羹如何少盐

汤羹,无论是在家庭餐桌还是酒店宴席上,都不可或缺。俗语中有"无汤不成席"之说,可见汤羹是日常生活中必不可少的。在制作汤羹时注意减盐,也是减盐工作的重要内容之一。那么,有什么好的办法可以做到减盐不减味呢?

(1)巧用天然食品:善用天然食材和天然调味料,提升汤羹的风味,减少对盐的依赖。选用菌菇、芹菜、香菜、洋葱等增添鲜味的自然食物,搭配胡椒、葱、姜、蒜等天然调味料增加汤底的风味,从而减少对食盐的依赖。

(2)巧换烹调味品:烹制菜肴时加入少许醋,可以增加鲜香味,助于减少用盐。烹调用盐可优先使用低钠盐。

(3)巧配甜度增味:咸甜口味的菜肴是江南一带的特色,往往因加入了较多的糖,容易掩盖咸味,使之既高糖又高盐,比如红烧肉、响油鳝丝等。在制作此类菜肴时,适度用糖,少量用盐及酱油,不能仅凭品尝味道来判断食盐是否过量。

（4）巧制高汤底料:使用自制的无盐高汤（鸡汤、骨头汤等）可以提供鲜味,从而减少对盐的依赖。

（5）巧选添加时机:添加盐的时机也很重要,建议烹制菜肴等到快出锅或者关火后再加盐,可以在保持同样咸度的情况下,减少食盐用量。

鹽 减盐还需补钾

世界卫生组织指出:钠摄入过量或钾摄入不足都可能导致血压升高,增加患心脏病和脑卒中的风险。由于高钠和低钾摄入都与血压升高以及发生脑卒中、心脏病的风险相关,因此,减盐不光要控制钠的摄入,还要增加钾的摄入。

补钾有什么好处

钾是人体重要的矿物质之一,体内钾总含量

的 98% 存在于细胞内,是细胞内最主要的电解质,具有许多重要的生理功能:参与糖、蛋白质和能量代谢,维持细胞内外的渗透压和酸碱平衡,是多种重要生物酶系的组成部分,维持神经肌肉的兴奋性和心肌功能等。此外,钾能够减轻钠摄入带来的不良影响,在食物中增加钾的摄入,可以促进钠的排出,减少水钠潴留的现象。而且,钾对因高盐引起的蛋白尿、肾衰等病变也可以起到一定的"逆转"作用。成人每日需 3～4 克钾,主要来源于饮食。钾广泛存在于各类食物中,蔬菜和水果是钾最好的来源。

正常情况下食物中的钾约 90% 通过消化道吸收,人体可通过肾或肾外功能保留食物中摄入的钾,过量的钾则通过尿液排泄。肾有较好的排钠功能,摄入的钠多,排出亦多;摄入少,排出亦少。然而,肾保钾能力差,即使不摄入钾,每日仍排钾 30～50 毫摩尔。当人体进入合成代谢阶段,细胞内对钾的需要量增加,此时,若无适量的钾补充,可引起低钾血症。主要表现为膜电位异常引发的一系列障碍、细胞代谢障碍引发的损害及酸碱平衡异常。

需关注食盐中的钾

低钠盐有利于调节体内的钠钾平衡,尤其适合中老年人和高血压、心脏病患者以及孕妇长期服用。减少钠的摄取量,可以明显降低中老年人日后由于脑卒中和心脏病死亡的危险。低钠盐可以说是专门为高血压和心脑血管疾病患者量身定做的一种健康盐。高血压患者食用低钠盐,可改善高血压治疗的效果,减少高血压导致的心、脑、肾并发症。研究表明,给高血压患者补充钾,可减少降压药的用量。

不过,低钠盐并非适合所有人群,以下人群需谨慎食用。

(1)钠盐中含有较多的钾,肾病患者,尤其是肾功能出现障碍(例如尿毒症)的患者,应慎重补钾以免引发高血钾。

(2)服用"普利"类降压药,"沙坦"类降压药,保钾利尿药,免疫抑制剂和非甾体消炎药等药物会直接或间接抑制醛固酮分泌或发挥作用,导致钾离子排出受阻，使得血钾升高。β–肾上腺素能阻滞剂，洋地黄类等药物，可造成体内钾分布异常而造成血钾增高。

（3）大面积烧伤、挤压综合征、溶血性贫血、创伤、酸中毒、肿瘤接受大剂量化疗、癫痫持续状态等患者，由于细胞内钾大量释放入血引起高血钾，最好也不要食用低钠盐。

鹽　食盐包装标签怎么看

"从哪里了解食物含盐量的'高低'？"这是许多人关心的问题。在购买食品时，需特别留意食品标签，即营养标签，以便快速了解食物的一些营养信息，包括钠的含量。

所谓的营养标签，是指在食品外包装上标注营养成分并显示营养信息，以及适当的营养声称和健康声明的"标签"，包括营养成分表、营养声称和营养成分功能三部分。

营养标签就像是食品的"身份证"，表达了某食品的基本营养特性及营养信息。营养标签中一个重要的部分叫营养成分表,会读会看营养成分表是我们购买食品时需要具备的"技能"。

某食品的营养成分表

项目	每100克	营养素参考值(%)
能量	641 千焦	8%
蛋白质	3.9 克	6%
脂肪	10.7 克	18%
碳水化合物	10.5 克	4%
钠	1228 毫克	61%

营养成分表的构成通常是"4+1"模式,"4"代表3个核心营养素和1个微量元素(即蛋白质、脂肪、碳水化合物、钠),"1"指能量。

第一步,我们需要"注意单位"。营养成分表中的能量和营养成分的含量通常是按照每100克或者100毫升(部分食品是按照某个特定的量)的可食部(即可以食用的部分)中的具体含量值标示。并不是大家所购买的一整盒/包所具有的所有能量值,我们在计算自己所摄入的营养成分时,需要根据实际吃的量来计算。

比如上面的表格里的数据就表示：100 克的该食品中有钠 1 228 毫克，假设一盒食品有 150 克，当我们吃了一盒时，所摄入的钠含量为 $1.5 \times 1 228 = 1 842$ 毫克（折算为含盐量约为 4.6 克）。

第二步，我们以此进一步评估食品的钠含量，可以从以下两个角度进行。

（1）NRV％值：大家会发现营养标签会标注 NRV％，即营养素参考值，它代表了该营养素的含量占人体每天所需该营养素含量的百分比。以该营养成分表为例，蛋白质的 NRV％ 为 6％，就是该食品为我们贡献了人们一天所需蛋白质的 6％。钠的 NRV％ 为 61％，代表如果一天吃 100 克该食品，则钠摄入量已经达到每日的钠摄入量的 61％，已经超过当日摄入量一半了。

（2）营养声称：营养声称简单来讲就是关于这种食物营养成分的一些说明，比如针对某营养素含量的标注"高、低、无"等。

营养标签根据食品钠含量有"低钠（低盐）""无钠（无盐）"等标示。我国规定，低钠食品的要求是钠含量≤120 毫克/100 克（或 100 毫升），无

钠食品的要求是钠含量≤5 毫克/100 克（或 100
毫升）。在购买食品时，尽可能选择钠盐含量较低
的包装食品，以及具有"低盐""少盐"或"无盐"标
识的食品。

　　阅读食品的"身份证"是帮助我们快速了解一
款食品营养相关信息的途径。我们在挑选食品的
时候要养成阅读营养标签的好习惯，除了了解食
物的能量及主要营养素含量外，还需要留意钠的
含量，优先选择钠含量低的食物。

鹽　药食同源食品中的盐

　　随着我国社会发展和经济提升，健康生活方
式得到了广泛普及，越来越多的人将传统中医药
运用于日常的养生保健之中，如饮药酒、喝药茶、
煲药粥、煨药汤等。其中的"药"，便是中医治病的
主要手段之一——中草药。

　　中药多源于自然界的动物、植物及部分矿物
质，其来源与普通食物是相同的。中医经典《素
问·藏气法时论篇》中载，毒药攻邪，五谷为养，五

果为助,五畜为益,五菜为充,气味合而服之,以补精益气。最早提出了"药食同源""以食为养"的食疗理念。

什么是"药食同源"

"药食同源",也可称为"医食同源",这一中医特色概念最早可以追溯至神农尝百草时期。中医认为,食物和药物一样具有"四气"(寒、热、温、凉)和"五味"(酸、苦、甘、辛、咸),同样具有解除病邪、调理人体、防治疾病的作用。《素问·五常政大论》曰:"大毒治病,十去其六;常毒治病,十去其七;小毒治病,十去其八;无毒治病,十去其九;谷肉果菜,食养尽之,无使过之,伤其正也。"说明药物与食物功效相通,区别在于食物的"毒性"(即药性)较小,使用起来更加安全。

哪些食品属于"药食同源"食品呢?根据国家卫生健康委员会于 2018 年新增修订的药食同源中药材名单,共有 110 种经国家认可的可以安全食用的中药材,其中为百姓所熟知的保健食品有人参、太子参、三七、土茯苓、鹿茸、川芎、牡丹皮、川贝母、生地黄、石斛、麦冬、远志、枸杞子等,五谷蔬果有赤小豆、粳米、山药、刀豆、山楂、龙眼肉、杏仁、青果(橄榄)等,常见的野菜有蒲公英、马齿苋、鱼腥草、桑叶、香薷、桔梗、菊花、紫苏、葛根等,还有百姓家中常做调料佐味的丁香、小茴香、白芷、白果、肉豆蔻、肉桂、花椒、饴糖(麦芽糖)、姜(生姜、干姜)、葱等。

药食同源食物中的盐

那这些药食同源的食物里含有"盐"吗?答案是肯定的。

一个方面,食物本身带有"咸"味,属于中医"五味"理论之一。《黄帝内经》中有"辛散,酸收,甘缓,苦坚,咸软""咸味涌泄"的说法,《神农本草经》曰:"咸属水属阴而润下。"后人总结为咸味的药食物具有软坚散结、化痰祛瘀、逐热泻下的功效,可以用于治疗血滞经闭、扑损痛瘀及结核、瘿瘤类疾病。咸味药多来源于动物及海产品,如鹿茸、龟板、海藻、昆布(海带)、珍珠母、牡蛎、海蛤壳、石决明等,含有较多的无机盐与微量元素,其含有的碘和钾、钙、镁、碘等盐类是产生咸味的主要原因。现代药学认为,高铁(平均含量 1 508.44 微克/克)、高钠(平均含量 10 233.36 微克/克)、高锌(平均含量 5 103.37 微克/克)、低锂(平均含量 20.73 微克/克)的元素构成是咸味药的基本属性。

另一方面,中药材在炮制的过程中,为减轻药物不良反应,或增强药物温肾壮阳、滋阴、镇痛、缩尿、止泻等功效,会采取"盐炙法",即取药材加盐水拌匀后再经炙炒或蒸煮的炮制方法。李时珍曰:"盐为百病之杰,百病无不用之,故服补肾药用盐汤者,咸归肾,引药气入本脏也。"目前所用的炮制用盐多为精制后食盐,临床上常用的盐炙药材主要有杜仲、补骨脂、菟丝子、续断、砂仁、酸枣仁、益智仁、小茴香、杜仲叶、蒺藜、吴茱萸、葫芦巴、陈皮、香附、知母、黄柏、肉苁蓉、酸枣仁、车前子、关黄柏、沙苑子、泽泻、荔枝核、韭菜子、橘核、枸杞子。《中国药典》对盐炙法中盐的用量规定为"每 100 千克药物用食盐 2 千克,个别用量 3 千克(吴茱萸)"。盐炙后虽然增强了药材的功效,也不可避免地增加了盐的摄入。

合理运用药食同源食物

咸味属寒入肾,过食咸味可损耗肾精,加重肾脏负担,肾损日久必累及于心,致使心气受损,血行不畅,形成血瘀,诱发心衰、高血压等症。"过咸伤骨",易致"骨萎",即骨质疏松等骨病。

(1)用药饮食需适量。无论是药物还是食物,都应遵循"适量则养,过之而伤"的原则,尤其是脾肾阳虚和肾阳虚衰型的水肿患者更应谨慎使用盐灸中药。

(2)向专业医生或营养师咨询,制定个性化饮食方案,科学合理地进行食疗、食补。尤其是患有高血压、糖尿病、肾脏疾病等慢性病的患者,更应该在专业医生和营养师的指导下进行饮食调控,避免出现"药食相克"的情况。

四、 减盐，防病保健康

盐 盐吃多了会增高血压

高血压是指在安静状态下动脉收缩压和/或舒张压增高（≥140/90 毫米汞柱），是冠心病、脑卒中和猝死的主要危险因素。血压增高与遗传、年龄增长等有关，但除了不可控因素之外，高血压患病风险与不良的饮食习惯也关系密切，包括高盐饮食、低钾饮食，以及过量饮酒等。随着中国老龄化程度的加深以及饮食结构的改变，高血压的患病率也逐年升高。根据《中国居民营养与慢性病状况报告（2020 年）》，我国 18 岁及以上成人高血压患病率为 27.5%，其中 18～44 岁、45～59 岁和 60 岁及以上居民高血压患病率分别为 13.3%、37.8% 和 59.2%。

虽然古代没有血压计，但是春秋时期的《素问·宝命全形论》就有记载："盐之味咸者，其气令器津泄。"意思是"咸"能使血中津液渗出，使血脉内血量增加。那么，多吃盐为什么会使血压升高呢？

我们日常生活中的食盐种类繁多，包括海盐、井盐、矿盐、湖盐、土盐等。不管是哪种盐，它们的主要成分都是氯化钠，对于我们身体的血容量、血管弹性和血压具有一定的影响。氯化钠主要以钠离子和氯离子的形式存在于人体的细胞外液中，与存在于细胞内液中的钾离子共同维持细胞内外的渗透压平衡。当食盐摄入过量时，细胞外液钠离子过多，水分会从细胞内进入细胞外，引起细胞外液增多、血容量增加，心脏负担加重，血管壁受到的压力也随之增大，最终使得血压升高。

当细胞外的钠离子浓度增加时，为了维持血液渗透压平衡，钠离子会进入细胞内，随之水分也会进入细胞内，细胞内水分增加，造成细胞肿胀，引起细胞水肿。当小动脉壁的平滑肌细胞肿胀后，小动脉内部空间变狭窄，增加了外周血管阻力,引起血压升高。这好比是家里的水管,同样的水流量下,水管越细,水压也就越高。与此同时,小动脉壁对血液中收缩血管的激素(如肾上腺素、血管紧张素等)的反应性增强,引起小动脉痉挛,使全身各处的细小动脉阻力增加,血压升高。

高盐摄入还会引起细胞外的钙流入细胞内,并抑制钠-钙交换,使细胞钙排出减少,最终导致血管平滑肌细胞内钙离子浓度升高,引起血管平滑肌收缩,外周血管阻力增加,血压升高。

"减盐降压"的作用已经得到许多科学证据的支持。中国首都钢铁公司曾经对 1000 余名男性员工进行食堂减盐干预试验,将两个分公司员工的盐摄入按照 10 克/日和 15 克/日分为两组。研究干预 8 年之后,研究者发现 10 克组里的员工,无论是否患有高血压,他们的平均收缩压和舒张压分别低了 2.5 毫米汞柱和 2.2 毫米汞柱。可想而知,如果把他们的盐分进一步控制在推荐范围,可能血压控制的效果更明显。

国家卫生健康委员会《成人高血压食养指南(2023 版)》建议每日食盐摄入量控制在 5 克以

下,同时增加富钾食物摄入,保持清淡饮食的习惯。《国家基层高血压防治管理指南(2020 年)》也指出,高血压患者一经确诊,应立即采取并长期坚持生活方式干预,低盐饮食是高血压重要且有效的生活方式干预措施。

鹽 肾脏病患者如何控盐

肾脏可排水排钠,是体内调节水和电解质平衡的重要器官。因此,肾脏病患者的排水排钠功能会下降,从而导致人体出现水肿。同时,过量盐的摄入又会损伤肾脏,加重肾脏负担,所以肾脏病患者应当严格控制盐的摄入。

肾脏病患者为何会水肿

水肿是指人体内的水无法顺利排出,蓄积在人体的组织中,形成的一种非正常肿胀。体内潴留的液体量少的时候无压痕,体内潴留液体量过多时,全身的组织间隙弥漫性分布着水,按压时出现凹陷,俗称压出一个"坑",坑越深越不易反弹,说明水肿越严重。发生水肿的本质是血液中多余的水分，流入组织间隙所造成。

肾脏是体内水、电解质及代谢废物的"处理中心"。我们经口摄入的水和食物，在体内消化分解后形成人体所需要的各种成分，随后跟随血液运输到全身各处，人体各个部位自行利用所需要的物质后形成含废物多的血液，到达肾脏后进行过滤作用排出不需要的物质，然后再进行重吸收，肾脏的工作就是"筛选"代谢废物被排出体外，相当于流水线上的最后一步，确定哪些东西质量检查合格被留下，哪些东西质量不过关被排出。

肾脏病就是"筛选"的功能出现了问题，导致钠离子无法被正常排出，钠离子浓度上升后需要水去稀释，以至于钠离子和水都留在了体内，称为水钠潴留。随后，血液中多余的水分会进入组织间液，形成水肿，水钠潴留是肾脏病导致水肿的主要原因。同时肾病患者长期大量蛋白尿，会让血浆中的蛋白质含量下降，从而导致血浆胶体渗透压下降，促使水分从血管进入组织间隙，同样也可以引起水肿。

盐多了为什么会水肿

食盐中主要成分为钠离子,当我们摄入盐进入体内后,为了使体内的水电解质达到平衡,身体会发出信号让我们摄入水分来稀释钠离子浓度,因此盐摄入的越多,水分也会摄入的越多,水过多后就会导致水肿。同时,我们知道肾脏的工作是"筛选"废物排出,多余的水分和钠离子,都是在肾脏中被滤过出来,通过滤过来调节体内的水及电解质平衡。当我们摄入过多的盐时,血管内的钠离子变多,肾脏会重吸收更多的水来稀释血管内的钠离子浓度,被留在血液内的水分变多,它们进入组织间隙,导致水肿。

肾脏病患者如何控盐

口味的轻重是一种习惯,可以被我们更改,同时清淡饮食能够让我们更好地体会到食材本身的独特味道。摄入盐过多会导致水肿并且增加肾脏负担。肾脏病的人肾脏滤过功能下降,排尿排盐少,水分积蓄在人体组织间隙中,这是肾脏病需限盐的根本原因。所以说,肾脏病患者除了注意食物本身含钠量外,食盐摄入量应不超过每日 3 克。如果已经有了水肿,需要限制入水量,根据自己的尿量调整,饮水量＝前一天 24 小时的尿量＋500 毫升(皮肤蒸发和肺部呼出的水分量)。当然,严重时需要加用利尿剂,需要根据病情调整剂量,水肿无法自行缓解时请及时就诊,不要在家中随意加用药物。

盐 盐与碘的密切关系

碘是人体的必需微量元素

碘是人体的必需微量元素,每天都参与人体内的代谢活动。如果一个人不摄入碘的情况下,人体内储存的碘能够维持 2～3 个月,而碘的生理功能是通过甲状腺激素完成,主要在以下几个方面。

(1)促进生长发育:与生长激素协同作用,促进长骨和牙齿生长,同时也是 100 多种酶的催化剂,促进骨骼和肌肉的生长、性发育等。

(2)参与脑发育:从妊娠开始到婴儿出生后

的 2 岁,是脑发育的关键时期。神经系统的发育也离不开甲状腺激素。

(3)调节新陈代谢:参与蛋白质、脂肪与糖的合成与代谢。

(4)对其他器官、系统功能影响:对消化系统以及心血管系统都有不同程度的影响,维持人体基础活动的影响因素之一。

碘缺乏会有怎么样的影响

碘缺乏会引起甲状腺肿,俗称"粗脖子""大脖子"。孕妇缺乏碘,会出现胎儿的流产、死产及先天畸形,同时增加围生期的死亡率。新生儿期(出生后的 28 天)缺碘会引起地方性克汀病,症状包括智力低下、聋哑、面瘫、斜视、身材矮小等,通俗地讲就是呆、小、聋、哑、瘫。儿童与青少年缺碘会出现体格发育迟缓、精神功能受损、言语与运动能力落后于同龄人。

为什么需要在盐中加碘

我国大部分地区为碘缺乏地区。根据我国

《中国居民膳食营养素参考摄入量（2023 版）》,18 岁以上成人碘的推荐摄入量为 120 微克/天,一般人群从水中获得的碘量约为 10 微克/天,食物中获得的仅为 25～50 微克/天。

由上可知,在不用碘盐的情况下,碘的摄入量不能满足每日推荐的摄入量。按照我国《食用盐碘含量》(GB 26878—2011)标准,食盐中强化碘的碘含量水平为 20～30 毫克/千克,同时每日 5 克加碘食盐摄入量,计算上烹调损失,再加上饮用水和食物的摄入量,能达到一般推荐摄入量。

同时,碘盐的加碘含量也发生了变化,所选择的加碘水平有 20 毫克/千克、25 毫克/千克、30 毫克/千克三种,并且允许其碘含量的波动范围为 ±30%。每个地区根据当地居民的实际碘营养水平酌情选择,使碘盐的使用更加科学。

那沿海城市是否可以不使用碘盐呢?

有这样一个调查数据,2019 年福建省不同地理区域的成年男子,在膳食中食用碘盐的情况下,碘的摄入量总体是适宜的、安全的。

总之,碘是必需营养素,人体对碘的储存能力有限,每天需要从食物摄入充足的碘。如果长期摄入不足,会导致碘缺乏的相关疾病,如甲状腺肿大、克汀病等,同时对儿童和青少年的生长发育及智力都会影响,所以,为了预防这些不良后果,在食盐中添加碘是利大于弊的。

盐 tips

一日平衡膳食食谱中的碘含量(举例)

餐次	食物	配料
早餐	青菜肉糜粥	肉末 15 克,青菜 30 克,粳米 40 克
	南瓜馒头	一只约 80 克
	白煮蛋	鸡蛋 60 克
	牛奶	250 毫升
午餐	燕麦饭	燕麦 25 克,粳米 60 克
	清炖小狮子头	瘦猪肉 70 克
	洋葱胡萝卜花菜	洋葱 20 克,胡萝卜 10 克,花菜 100 克
	香菇青菜	香菇 30 克,青菜 150 克

续　表

餐次	食物	配料
晚餐	红豆饭	红豆 15 克,粳米 70 克
	三色鸡柳	甜椒 30 克,鸡胸肉 70 克,香干 20 克
	枸杞木耳冬瓜	枸杞少许,木耳 30 克,冬瓜 100 克
	生菜	生菜 120 克
点心	猕猴桃	150 克
加碘盐		5 克
碘总摄入量		140.7 微克

盐　甲状腺疾病患者能吃碘盐吗

　　甲状腺疾病,与碘盐存在一定的关系,而碘是合成甲状腺激素所必要的元素,摄入过多或者过少都会对甲状腺功能产生一定的影响。是不是只要患上了甲状腺疾病,都需要使用无碘盐?

　　饮食作为甲状腺疾病管理的一部分,扮演着

重要的角色,不同甲状腺疾病患者对碘有着不同的需求。

（1）甲状腺结节:临床上常见的甲状腺疾病之一,女性因内分泌激素等原因,患病率高于男性。在生活中往往检查出来甲状腺结节后,都会走入"我不能吃海产品""我要使用无碘盐"的误区。其实不然,营养师建议甲状腺结节患者适碘饮食,即每日的碘摄入量控制在120微克左右,在口味清淡、选择碘含量较低的食物前提下,是可以使用加碘盐的。

（2）"甲减":即甲状腺功能减退。引起"甲减"的原因除了碘摄入过少外,还包括自身免疫、过度劳累等,需要明确病因,有针对性地治疗,如果是缺碘引起的"甲减",除了使用加碘盐外,可以在营养师的指导下选择适量含碘丰富的食材。

（3）"甲亢":即甲状腺功能亢进。甲状腺分泌过量的甲状腺激素,使代谢加快,而碘作为甲状腺激素的原材料需要限制。这一类患者需要低碘饮食,除了使用无碘盐外,需要对含碘量高的食材进行限制。

（4）甲状腺癌术后:无须碘[131]治疗的患者,碘摄入量与正常人相同,可以使用无碘盐;而进行碘[131]治疗的患者应限制碘的摄入,若不限制,会影响放射性碘剂的治疗效果,故在使用无碘盐外,还需要减少摄入含碘高的食物。

(5)桥本甲状腺炎:这是一种自身免疫性疾病,在口味清淡的前提下,可以使用加碘盐,但适当限制含碘量高的食材(如海带,紫菜、海苔等)的摄入量。

甲状腺疾病比较复杂,需明确病因,并结合患者生活的地域及饮食习惯的不同,在医生或者营养师的评估下选择合适的碘摄入范围,维持良好的营养状况。

鹽 tips

适碘饮食和低碘饮食推荐

适碘饮食

餐次	菜名	配料
早餐	小米粥	粳米 40 克 小米 15 克

盐

餐次	菜名	配料
	蔬菜包	一只约 90 克
	白煮蛋	鸡蛋 60 克
	牛奶	250 毫升
午餐	糙米饭	糙米 25 克，粳米 60 克
	百叶包肉	百叶 40 克，瘦猪肉 60 克
	青椒炒银芽	青椒 30 克，银芽 100 克
	金针菇鸡毛菜	金针菇 30 克，鸡毛菜 150 克
晚餐	玉米饭	玉米 15 克，粳米 60 克
	番茄丁虾仁	番茄 30 克，虾仁 80 克
	胡萝卜笋丝	笋 100 克，胡萝卜 30 克
	清炒菠菜	菠菜 120 克
点心	苹果	苹果 150 克
加碘盐		小于 5 克
碘总摄入量		152.9 微克

四、减盐，防病保健康

低碘饮食

餐次	菜名	配料
早餐	蒸小笼	小笼 6 只
	菜包	一只约 90 克
	白煮蛋	鸡蛋 60 克
	低脂牛奶	250 毫升
午餐	荞麦饭	荞麦 25 克,粳米 60 克
	白灼河虾	河虾 6 只
	莴笋金针菇	金针菇 30 克,莴笋 100 克
	油麦菜	油麦菜 120 克
晚餐	大米饭＋红薯	粳米 80 克,红薯 60 克
	白切肉（瘦）	猪瘦肉 95 克
	枸杞山药	枸杞少许,山药 100 克
	蘑菇青菜	蘑菇 30 克,青菜 120 克
点心	橘子	200 克
无碘盐	5 克	
碘总摄入量	44.7 微克	

鹽 糖尿病患者为何也要控盐

虽然饭菜吃得过咸不像吃甜食一样，能直接让人体的血糖升高，但是控制盐分摄入也是糖尿病健康管理中至关重要的一环。对血管的损伤保护，以及对心、脑、肾相关并发症的防治，贯穿糖尿病管理的始终。

研究发现，人体内的胰岛素水平与钠的重吸收率相关。胰岛素抵抗以及高胰岛素血症状态，增加钠的重吸收，同时伴有水的重吸收，进一步增加血压升高的风险，也增加肾脏代谢负担，造成水钠潴留，引起水肿，对糖尿病肾病的发展产生负面作用。高盐饮食与较高的体质指数（BMI 值）、更粗的腰围、更高的血压相关，这些特征常见于 2 型糖尿病患者。

除了高胰岛素水平以外，高血糖本身就会造成钠的重吸收增加。在人体对葡萄糖的重吸收过程中，也需要借助钠的帮助。在高血糖的情况下，人体肾脏增强对葡萄糖重吸收的同时，也会增加钠的吸收,从而增加高钠带来的风险。

盐分摄入与血压的关联性已经得到了不少研究的证实,但并不是每一个高血压患者都会盐分摄入过多。因为除了盐分摄入以外,还有一个影响高血压患病的遗传因素,称之为"盐敏感性",盐敏感性高血压是原发性高血压的一种。盐摄入增加后,盐敏感人群的血压会明显升高,但"非盐敏感"人群或者盐抵抗人群的血压则无明显升高甚至还会下降。在我国的一般人群中,盐敏感者有20%～40%,而在糖尿病患者中,盐敏感患者的比例更多。因此,就"盐敏感性"这项单一因素看来,糖尿病患者也有更高的患高血压病风险,也需严格控制盐分摄入。

总之,糖尿病并发症防治是疾病控制重点与难点。糖尿病患者心脏病发作和患脑卒中的风险是健康人群的2～3倍,糖尿病肾病是导致终末期肾病的主要原因。饮食管理是预防和控制糖尿病发生和发展的关键,强调合理的营养是提高糖尿病患者生活质量的重要手段。

鹽 盐吃多了会生癌吗

盐是我们日常饮食中必不可少的重要调味品,但是如果摄入过多,就会对身体造成一定的危害。盐和癌之间的关系是复杂的,科学研究尚未发现盐的摄入量直接导致特定类型的癌症,但高盐饮食与某些肿瘤风险增加有关。

（1）结肠癌:高盐饮食可能增加结肠癌的风险。目前研究认为,高盐饮食会导致肠道内的菌群失衡。肠道菌群可能通过以下一种或多种途径参与结肠癌的发生。在健康状态下,益生菌和致病菌处于平衡状态。但当人体肠道菌群的构成、种类、数量等发生变化,甚至破坏肠道生态屏障,使致病菌在肠道定植和繁殖。高盐饮食会直接损伤肠道菌群;通过增强促炎基因,抑制某些细胞因子及趋化因子基因表达,影响结肠和小肠黏膜免疫;而且可能抑制细胞自噬进而损伤肠屏障功能。

（2）胃癌:高盐饮食会增加胃癌的风险。研究表明,长期高盐摄入会使胃酸分泌减少;会造成胃内渗透压改变,导致胃黏膜直接损伤,发生广泛的弥漫性充血、水肿、糜烂、溃疡等病理改变,使胃黏膜细胞发生癌变的风险增加。

（3）乳腺癌:高盐饮食可能会增加乳腺癌的风险。高盐饮食是导致肥胖的重要原因之一,而肥胖与多种肿瘤的发病也有着密切关联,乳腺癌就是其中的一种。研究证实,超重或肥胖女性乳腺癌的风险明显增高。超重或肥胖者体内胰岛素水平明显增高,同时伴有胰岛素抵抗。胰岛素抵抗被认为是绝经后乳腺癌的危险因素,可使乳腺癌的患病风险和死亡率增加。乳腺是多种内分泌激素的靶器官,如雌激素、孕激素及泌乳素等,其中雌酮和雌二醇与乳腺癌的发病直接相关;而超重、肥胖则会加强或延长雌激素对乳腺上皮细胞的刺激,增加发病机会,特别是绝经后女性,其危险性可增加 4.51~12.38 倍。

（4）鼻咽癌:长期大量食用含盐量高的腌制食品是诱发鼻咽癌的一个因素。根据 2015 年世界卫生组织发布的报告表示,摄入过多含盐高的腌制类食品,如腊肉、咸菜、咸鱼等,鼻咽癌的发病率增加2～7倍。腌制食品中含有较多的亚硝酸盐,一般亚硝酸盐在体内是"过客",随尿液排出,但在特定条件下,如细菌污染会转化成亚硝胺,而亚硝铵被列入一级致癌食物。

（5）其他癌症:高盐饮食还可能与其他类型的癌症有关,如肝癌、胰腺癌和卵巢癌等。

高盐饮食致癌的机制,尚未十分明确。从基础研究推测,高盐饮食使体内钠的摄入过多,引起细胞外液体的积聚,从而致使细胞水肿和炎症反应;高盐摄入使得免疫系统的失衡,导致身体内的炎症反应加剧。最近有动物实验研究发现,高盐饮食也许能够通过协助增强抗肿瘤免疫反应,提高免疫疗法的抗肿瘤效果。总而言之,需进一步揭示盐与肿瘤发生之间关系。但仍需要注意的是,癌症的发生是多种因素综合作用的结果,包括基因、环境和生活方式等。因此,保持健康的生活方式,如合理膳食、适量运动、戒烟限酒、心理平衡,远离危险因素是预防肿瘤风险的第一要务。

鹽 减盐，骨健康的第一步

随着全球人口的预期寿命不断延长，对抗骨质疏松症已经成为新的挑战，有一组数据，每年大约有900万老年人因骨质疏松而引发骨折。

骨质疏松症是一种代谢性疾病，主要分为原发性和继发性。原发性骨质疏松症主要发生在年龄较大、绝经期后的妇女，由雌激素水平下降引起；继发性骨质疏松症，可以在任何年龄段发生，主要和生活方式、疾病、营养相关联，比如内分泌紊乱、甲状腺素异常、钙的摄入不足等。

口味偏咸为何会引起骨质疏松？这与盐的代谢有关，我们体内90%的盐是通过肾脏排泄的，当我们摄入过多的食盐后，肾脏就会将多余的钠离子排泄出去，这个排泄的过程中，也会导致人体排出钙离子。所以口味吃偏咸，会增加钙的消耗，最终会影响骨骼的健康。

骨骼健康不仅要减盐，还要均衡饮食。和骨健康相关的营养素有维生素A、维生素D、维生素

K、钙和磷。维生素 A 参与骨形成,主要食物来源有蛋黄、鱼肝油、牛奶、深红色、深绿色和黄色蔬菜等;维生素 D 与骨健康密切相关,主要食物来源有牛奶、鱼类、蛋黄;维生素 K 的活性形式 K$_2$ 参与骨形成的过程,主要由肠道细菌合成;钙和磷构成骨骼及牙齿,奶制品、大豆类及其制品中富含钙,奶制品、肉类、谷类中富含磷。

常见钙含量高的食物表

食物	钙含量（毫克/100 克）	食物	钙含量（毫克/100 克）
牛奶	107	豆腐干	447
酸奶	128	豆腐	113
河虾	325	大米	8
鲈鱼	138	小米	41
猪肉	6	青菜	59
牛肉	5	花生仁	284
黑芝麻	780	苹果	4

"减盐补钙",对骨健康有益。但要注意,"喝骨头汤补钙"是常见的误区。有研究显示,肉汤中

的营养成分,可能不足肉中的 1/10 左右,且骨头中的钙,基本不溶于水中。当然,肉汤中有一些含氮浸出物,能增加汤的香味,促进患者食欲。此外,乳制品才是钙的良好来源。

因此,适量控盐、均衡饮食、保持一定的运动量,才是健康骨骼的保障。

"妊高征"患者如何控盐

妊娠期高血压综合征简称"妊高征",是一种常见的妊娠期并发症,多发生于妊娠 24 周以后,以水肿、高血压、蛋白尿为主要临床特征,严重者可发生妊娠子痫(抽搐),甚至出现昏迷,严重威胁孕妇及胎儿的健康。盐的过多摄入,一方面会使得孕妇饮用大量的水,导致过多的水留在体内,加重心肾负担,另一方面钠盐会在某些内分泌激素作用下导致血压升高。因此,孕妇不要吃得太咸。

(1)计量法:养成使用控盐勺的习惯,以计量方式控制每日食盐的用量,养成清淡口味。

(2)合理烹饪:多选择凉拌、蒸煮的方式,充分利用食物本身的香味及鲜味来刺激味蕾；烹饪时做到晚放盐，甚至进餐时加盐，这样食物中的盐部分附着于食物表面，使舌上的味蕾感受到咸味，唤起食欲，在同样咸度感觉下会尽可能减少盐的用量；进餐时尽量不要喝盐分集中的盆底汤汁部分。

（3）认清隐形"盐"：很多的调味品、加工类食品都是含钠丰富的食物，比如番茄酱、色拉酱、甜面酱、味精、蚝油、辣酱、方便面调料、罐头食品，甚至甜点、冰激凌和果脯中。当然，我们也可以从加工类食物的食物标签中发现这类隐形"盐"，少买少吃。

（4）减少外出就餐：通常餐厅里的饭菜品种丰富、味道鲜美，但往往油、盐放得多，大大超过了人们每天应有的摄入量，因此建议尽量在家自己做饭，减少外出就餐或点外卖。

总之，妊娠期妇女切记不要吃得太咸，尤其是已患妊高征的孕妇或者其高危人群，如肥胖、有高血压家族史、多胎妊娠、高龄产妇、妊娠糖尿病患者等，更应通过以上方法严格控制每日钠的摄入。

鹽

大量的流行病学研究显示,随着摄盐量的增高,血压的水平是增高的。限制盐的摄入之后,血压会有所降低。荟萃分析显示,盐的摄入减少 1.8 克,高血压者的血压能够降低 5.0/2.7 毫米汞柱。孕妇整个孕期,建议平衡膳食,每日食盐不超过 5克。妊高征者宜个别咨询营养专业人员,进行孕期膳食管理。

简单的健康减盐法

鹽 盐与肥胖有关吗

说起减脂的健康饮食,大部分人都会想到"少油、少糖、少盐"的水煮菜,油和糖是实实在在带来能量的。但很多人以为,盐吃多了无非就是升高血压,盐跟体重的关系却鲜为人知。盐是如何影响我们的体重的呢?

盐会促进水分增加

不知道你有没有过这样的经历:前一晚吃过大餐后第二天醒来人肿了一圈,又或者是吃完重口味的菜后不停喝水解渴?这是因为盐会"吸水"，当人体血液的钠浓度升高，就会把组织中的水吸到血管里进行稀释。这个过程一方面促使血压升高，另一方面使组织缺水，随后大脑会发出渴的信号，人就会不自觉摄入比平时更多的水。然而喝进去的水，并不像以前那样容易排出，因为水被盐所绑定，而肾脏的排盐速度又没有那么快。一两天甚至几天时间，身体里就会积存过量的水，导致轻度的水肿。这种水分增加对体重的影响立竿见影，但是这种增重短期也是可逆的。只要停止摄入过多的盐，多余的水分自然就会排出。

高盐饮食促进脂肪形成

研究发现，人体内有许多信号蛋白，有一类叫作固醇调节元件结合蛋白，会促使碳水化合物转化成脂肪，而高盐环境会激活细胞中这一信号蛋白，而且随着盐浓度的增加，这一信号蛋白的浓度也随之增加，细胞内脂肪沉淀也越多。细胞内另有一种酶叫作 AMP 依赖的蛋白激酶（AMPK），当细胞能量不足时被激活，刺激脂肪分解，而高盐会抑制 AMPK 的活性,从而抑制脂肪分解。

由此可见,高盐饮食影响细胞代谢促进脂肪生成,抑制脂肪分解而增加肥胖风险。

高盐饮食不只是盐高

在中餐烹饪中,讲究色、香、味俱全,盐和油往往是一对好搭档,油脂起着增香作用,这无疑增加了食物中的脂肪含量,带来大量能量。除此之外,重口味菜肴也少不了糖的调味,糖的加入不仅能使菜肴的咸味更醇厚,还能促进美拉德反应,增加食物的色泽和香气,进一步勾起人的食欲。特别是有些餐馆,为了增加食客,在菜肴里加入品种繁多的调味品,长期吃这样的饮食,体重怎么会不增长呢?

总而言之,减重人群不仅仅需要注意能量摄入,也要小心有形或无形的"盐"影响减重效果哦。

鹽 清晨口服淡盐水助健康

有许多人都有早晨起来饮用一杯淡盐水或者

漱口的习惯,在一定程度上是有保健作用的。

首先,经过一夜的睡眠,人体通过呼吸作用或肾脏代谢丢失了一部分水分,尤其是使用空调的冬日。喝淡盐水可以迅速补充身体在夜间消耗的水分,帮助润滑肠道、软化粪便。淡盐水中的钠离子可以刺激肠壁,从而增加肠道的蠕动频率,促进肠道蠕动,对于缓解便秘也有一定好处。

其次,晨起用淡盐水漱口有清洁、抑制细菌生长、改善口腔环境等作用。淡盐水中的高渗溶液可以使细菌细胞内的水分向细胞外渗透,从而使细菌脱水死亡。同时,淡盐水中的氯离子可以破坏细菌的细胞膜和菌体,从而达到抑菌效果。而淡盐水还可以改变口腔渗透压,从而起到一定程度的消肿作用,对于口腔溃疡、口腔局部感染或者口腔内有小伤口的恢复起到一定的帮助。需要注意的是,淡盐水的抑菌效果并不是万能的,对于一些特殊细菌或病毒,淡盐水可能无法完全杀死。同时,如果长期使用淡盐水漱口,可能会对口腔内的菌群产生一定的影响。因此,在使用淡盐水杀菌时要注意使用方法和浓度。

简单的健康减盐法

　　除此之外,对于临床上存在低钠血症、低血压的患者,喝淡盐水甚至更浓的盐水,可以增加体内的血钠浓度,增加一定的血容量,促进血液循环,改善血压。这种情况下,应该在医护人员正确的指导下进行治疗。

　　尽管淡盐水有一定的保健作用,但并不适合所有人群。

　　对于高血压疾病的患者,须控制淡盐水的浓度。盐多,摄入钠多,增加升高血压的风险,建议少许漱口而不饮用。频繁摄入过多盐,可能会导致水钠潴留,不利于减重人群和肾病患者。

　　总的来说,清晨使用淡盐水具有一定的保健作用,但需要根据个人身体状况,合理配制浓度。对于高血压患者和肾病患者等特殊人群,更需谨慎!

鹽 tips

淡盐水的配制方法和使用注意事项

　　一般情况下,淡盐水的浓度为 0.9% 为妥,也就是说在每 1000 毫升的水中添加 9 克的食盐,这个浓度比较接近人体血液的渗透压,又称生理盐水。我们在配制的时候需要准备干净的容器和纯净水,将准备好的食盐放入容器中,然后倒入足够的饮用水,用干净的搅拌棒或者筷子充分搅拌,直到食盐完全溶解。当然,可以根据医嘱使用食盐的用量,配制"治疗性"盐水。

鹽 高血压患者的低盐食谱

高血压的危险因素多与不合理的膳食相关,包括高钠、低钾膳食、过量饮酒等。膳食干预是国内外公认的高血压防治措施,对血压改善极为重要。

盐作为经典调味品,是膳食钠的主要来源。WHO 与中国营养学会推荐成人的每日钠摄入量不超过 2 000 毫克(相当盐 5 克)。增加富钾食物摄入对降低血压有益处。肾功能良好者可选择高钾低钠盐,肾功能不全的高血压人群请在补钾前咨询医生。

高血压患者的低盐膳食食谱

高血压患者可参照以下例子制定个人专属膳食食谱。

例:赵先生,48 岁,男性,原发性高血压患者,血压 160/109 毫米汞柱,身高 180 厘米,体重 77 千克,轻体力劳动者。既往无糖尿病病史。

根据赵先生的身体情况来看,他的体质指数(BMI)为:实际体重/身高^2 = 23.8 千克/(米)^2,属于正常范围。

标准体重简易计算公式:标准体重(千克) = 身高(厘米) - 105。赵先生的标准体重为 180(厘米) - 105 = 75(千克)。

赵先生每日应摄入的总能量为多少呢?

体重在正常范围、轻体力活动者每日所需能量为 25～30 千卡/千克标准体重/天,结合标准体重,计算赵先生的每日所需总能量,可得一日总能量为 1 875～2 250 千卡。

然后确定食物交换份：总体交换份 1 875 千卡/90＝21 份。三大营养素供能比可取：碳水化合物占 60％，蛋白质占 17％，脂肪占 23％。

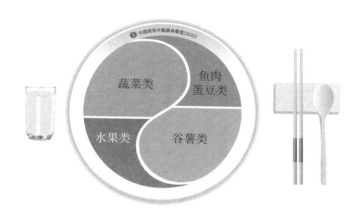

参照中国居民膳食餐盘各类食物比重，进行食物分配：蔬菜 1 份（500 克，其中 50％为深绿色蔬菜），水果 1.5 份，谷薯类 10 份，奶 1.5 份，大豆类 1 份，肉蛋类 4 份，油脂类 2 份。

由此，我们可以制定一份高血压低盐食谱（以 3 天举例）。平均每日总能量 1 890 千卡，蛋白质 79 克，碳水化合物 281 克，脂肪 48 克，钠 1 750 毫克，钾 2 460 毫克。

四、减盐，防病保健康

简单的健康减盐法

高血压低盐食谱(第一天)

餐次	食物	数量
早餐	菜包	面粉 50 克,青菜 50 克,香菇 20 克
	煮鸡蛋	50 克
	牛奶	250 毫升
	拌生菜	生菜 100 克
午餐	荞麦饭	荞麦 25 克,大米 75 克
	青豆香干烩虾仁	青豆 10 克,香干 50 克,虾仁 80 克
	西兰花胡萝卜肉片	西兰花 100 克,胡萝卜 20 克,肉片 20 克
	奶白菜炒木耳	奶白菜 100 克,木耳 10 克
晚餐	粳米饭	粳米 100 克
	彩椒鸡片	彩椒 30 克,鸡胸肉 50 克
	西葫芦肉片	西葫芦 100 克,肉片 25 克
	清炒菠菜	菠菜 150 克
加餐	混合坚果	10 克
	苹果	200 克

烹调植物油 20 克,食盐 3 克

高血压低盐食谱(第二天)

餐次	食物	数量
早餐	玉米馒头	面粉 35 克,玉米粉 15 克
	青豆蒸鸡蛋	鸡蛋 50 克,青豆 20 克
	牛奶	250 毫升
	拌水芹	水芹 100 克
午餐	燕麦饭	燕麦 25 克,大米 75 克
	清蒸鲈鱼	鲈鱼 90 克
	肉末豆腐	肉末 20 克,豆腐 120 克
	青椒黄豆芽	青椒 70 克,黄豆芽 100 克
晚餐	粳米饭	粳米 100 克
	茄汁肉排	肉排 70 克
	青瓜鸡片	青瓜 100 克,鸡片 25 克
	胡萝卜卷心菜	胡萝卜 20 克,卷心菜 150 克
加餐	混合坚果	10 克
	橘子	200 克

烹调植物油 20 克,食盐 3 克

高血压低盐食谱(第三天)

餐次	食物	数量
早餐	荞麦馒头	面粉 35 克,荞麦粉 15 克
	煮鸡蛋	50 克
	牛奶	250 毫升
	热拌银芽	绿豆芽 50 克
午餐	黑米饭	黑米 25 克,大米 75 克
	菜椒巴沙鱼丁	巴沙鱼 100 克,彩椒 50 克
	木耳素鸡	木耳 30 克,素鸡 50 克
	蒜泥苋菜	苋菜 150 克
晚餐	粳米饭	粳米 100 克
	洋葱炒鸡块	洋葱 20 克,鸡腿 90 克
	西葫芦鸭片	西葫芦 120 克,鸭片 25 克
	胡萝卜芹菜	胡萝卜 20 克,芹菜 150 克
加餐	混合坚果	10 克
	香蕉	1 个

烹调植物油 20 克,食盐 3 克

鹽 糖尿病患者的低盐食谱

膳食管理是糖尿病患者血糖管理的"五驾马车"之基础。糖尿病膳食应遵循平衡膳食的原则，在控制血糖的同时，保证每日能量适宜和营养素摄入充足，做到食物多样化，定时、定量、定质。中国营养学会颁布的《成人糖尿病食养指南（2023年版）》，结合慢性病相关研究证据与专家共识，对糖尿病患者的日常食养提出以下 8 条原则和建议。

（1）食物多样：养成和建立合理膳食习惯。

（2）能量适宜：控制超重肥胖和预防消瘦。

（3）主食定量：优选全谷物和低血糖生成指数食物。

（4）积极运动：改善体质和胰岛素敏感性。

（5）清淡饮食：限制饮酒，预防和延缓并发症。

（6）食养有道：合理选择应用食养物质。

（7）规律进餐：合理进餐，促进餐后血糖

稳定。

（8）自我管理：定期营养咨询，提高血糖控制能力。

预防和延缓相关并发症的发生，重点在于强化生活方式的改变，强调控制油、盐、糖，不饮酒，控制血糖、血脂、血压在理想水平。食盐用量每日不宜超过 5 克。同时，注意限制酱油、鸡精、味精、咸菜、咸肉、酱菜等含盐量较高的调味品和食物的使用。

糖尿病的低盐食谱

得了糖尿病，自我管理饮食很重要，可以学着制定个人专属膳食。

举例：张先生，50 岁，男性，2 型糖尿病，办公室文员，轻体力活动，身高 170 厘米，体重 67 千克，血糖控制不佳。

根据赵先生的身体情况来看，他的体质指数（BMI）为：实际体重/身高^2 = 23.18 千克/（米）^{2}，属于正常范围。

标准体重简易计算公式：标准体重（千克）=

身高（厘米）－105。张先生的标准体重为170（厘米）－105＝65（千克），实际体重接近标准体重。

根据张先生的实际情况，计算他每日所需总能量。

不同身体活动水平成人糖尿病者每日能量供给量（千卡/千克体重）

身体活动水平	体重过低（BMI 低于 18.5）	正常体重（BMI 18.5～24.9）	超重或肥胖（BMI 高于 25.0）
重（如搬运工）	45～50	40	35
中（如电工安装）	40	30～35	30
轻（如坐式工作）	35	25～30	20～25
休息状态（如卧床）	25～30	20～25	15～20

注：适用于成年糖尿病或肥胖患者（年龄18～59岁）

张先生 BMI 属于正常范围内，故能量供给为25～30 千卡/千克体重/天，所以张先生的每日总能量为1 625～1 950 千卡。

然后确定食物交换份：总体交换份1 800 千卡/90＝20 份。

参照"中国居民平衡膳食餐盘（2022）"各类食

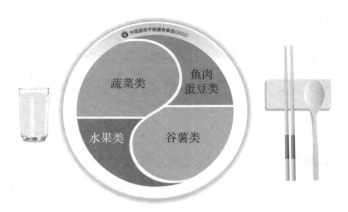

物的比重,对食物进行分配:蔬菜类 1 份(500克),牛奶 1.5 份(一杯约 250 毫升),谷类 11 份,水果 1 份,肉蛋类 4 份,油脂 2 份。

由此,我们可以制定一份糖尿病的低盐食谱(以 3 天举例)。平均每日总能量 1850 千卡,蛋白质 73 克,碳水化合物 282 克,脂肪 52 克,钠 1996毫克。

糖尿病低盐食谱(第一天)

餐次	食物	数量
早餐	荞麦馒头	面粉 35 克,荞麦粉 15 克
	蒸鸡蛋	鸡蛋 50 克
	牛奶	250 毫升

餐次	食物	数量
	拌苦瓜	苦瓜 100 克
午餐	糙米饭	糙米 40 克,粳米 80 克
	清蒸鲈鱼	鲈鱼 90 克
	莴苣肉片	肉片 20 克,莴苣 100 克
	蘑菇青菜	蘑菇 25 克,青菜 120 克
晚餐	黑米饭	黑米 30 克,大米 70 克
	葱油鸡腿块	鸡腿块 90 克
	莴笋鸭丝	莴笋 100 克,鸭丝 20 克
	番茄卷心菜	番茄 20 克,卷心菜 120 克
加餐	魔芋结	30 克
	低 GI 水果	苹果 200 克

烹调植物油 20 克,食盐 4 克

糖尿病低盐食谱(第二天)

餐次	食物	数量
早餐	玉米馒头	面粉 35 克,玉米粉 15 克
	煮鸡蛋	1 个
	牛奶	250 毫升

鹽

餐次	食物	数量
	拌黄瓜	黄瓜 100 克
午餐	荞麦饭	大米 80 克,荞麦 40 克
	白灼基围虾	6 只(约 90 克)
	芦笋牛肉丝	芦笋 100 克,牛里脊 20 克
	菌菇鸡毛菜	秀珍菇 25 克,鸡毛菜 100 克
晚餐	小米饭	大米 70 克,小米 30 克
	清蒸鳊鱼	鳊鱼 90 克
	豇豆肉丝	豇豆 100 克,肉丝 20 克
	胡萝卜西兰花	胡萝卜 20 克,西兰花 120 克
加餐	低 GI 水果	草莓 150 克

烹调植物油 20 克,食盐 4 克

糖尿病低盐食谱(第三天)

餐次	食物	数量
早餐	菜包	面粉 50 克,青菜 50 克,香菇 20 克,香干 10 克
	煮鸡蛋	1 个
	牛奶	250 毫升

餐次	食物	数量
	拌海带丝	海带丝(湿)100 克
午餐	黑米饭	大米 80 克,黑米 40 克
	蒜苗炒肉	猪瘦肉 50 克,蒜苗 50 克
	娃娃菜鸡丝	鸡丝 20 克,娃娃菜 100 克
	胡萝卜炒杭白菜	胡萝卜 25 克,杭白菜 100 克
晚餐	燕麦饭	大米 70 克,燕麦 30 克
	清蒸带鱼	带鱼 90 克
	番茄冬瓜肉片	番茄 50 克,冬瓜 120 克,肉片 20 克
	炒油麦菜	油麦菜 150 克
加餐	低 GI 水果	橙子 200 克

烹调植物油 20 克,食盐 4 克

盐

四、减盐,防病保健康

五、 减盐膳食模式和食谱

盐 减盐，还要知道"三减三健"

2016 年卫生健康委员会在"健康素养促进"平行论坛的全民健康生活方式指导主题会议上，首次提出未来十年开展"三减三健"工作，即减盐、减油、减糖，促进公众健康口腔、健康体重、健康骨骼。

2016 年 8 月 18 日，以"三减加三健 十年续新篇"为主题的第五届中国健康生活方式大会上正式启动"三减三健"行动（2016—2025 年），提倡"减盐、减油、减糖，健康口腔、健康体重、健康骨骼"等专项活动。

2017 年 1 月，国家卫生健康委员会关于印发2017 年卫生计生工作要点的通知，其中强调：

①坚持预防为主,提升人民群众健康素质;②加强重大疾病防治,推进以"三减三健"为主题的第二阶段全民健康生活方式行动,开展国家慢性病综合防控示范区建设,推进癌症、高血压、糖尿病等规范治疗和管理。

2017年2月国务院办公厅关于印发《中国防治慢性病中长期规划(2017—2025年)》的通知中倡导健康文明的生活方式,推进全民健康生活方式行动,开展"三减三健"(减盐、减油、减糖、健康口腔、健康体重、健康骨骼)专项行动。

2017年7月国务院办公厅关于印发《国民营养计划(2017—2030年)》的通知推广健康生活方式,积极推进全民健康生活方式行动,广泛开展以"三减三健"(减盐、减油、减糖,健康口腔、健康体重、健康骨骼)为重点的专项行动。

"三减三健"

"三减"包括:减少盐类摄入、减少糖类摄入、减少油脂摄入。

"三健"包括:倡导健康口腔、倡导健康体重,倡导健康骨骼。

下面逐一进行解读。

（1）"减盐"核心信息包含：①饮食中钠盐含量过高会引起高血压，增加心脏病和脑卒中的发生风险；②健康成年人每天食盐不超过5克；③家庭烹饪少放盐和酱油，学会使用定量盐勺；④减盐需要循序渐进，可以用辣椒、大蒜、醋、胡椒为食物提味，逐步改变口味；⑤少吃榨菜、咸菜和酱制食品，多吃新鲜的蔬菜和水果；⑥购买包装食品时阅读营养成分表，选择"钠"含量低的食品；⑦减少使用酱油、蚝油、豆瓣酱、味精、鸡精、沙拉酱、番茄酱等调味品；⑧多选择新鲜的肉类、鱼类、蛋类，少吃加工食品和罐头食品；⑨盐可能隐藏在你感觉不到咸的食品中，比如挂面、坚果、面包、饼干、冰激凌等，要警惕这些"藏起来"的盐；⑩在外就餐时，主动要求餐馆少放盐，有条件的尽量选择低盐菜品。

（2）"减糖"核心信息：减糖是指减少添加糖，添加糖是指人工加入食品中的糖类。常见的有蔗糖、果糖、葡萄糖，如白砂糖、绵白糖、冰糖、红糖等都是蔗糖。饮食中的糖过多摄入会增加超重、肥胖以及糖尿病等慢性疾病患病风险。《中国居民膳食指南（2022）》推荐成年人每人每天添加糖摄入量不超过 50 克,最好控制在 25 克以下,糖摄入量控制在总能量摄入的 10% 以下。儿童青少年建议不喝或少喝含糖饮料。

（3）"减油"核心信息:油是人体必需脂肪酸和维生素 E 的重要来源,摄入过多会导致肥胖,增加糖尿病、高血压、血脂异常、动脉粥样硬化和冠心病等慢性病的发病风险。烹饪时多用蒸、煮、炖、焖、凉拌等方式,还使用带刻度的控油壶,定量用油。建议健康成年人每天烹调油摄入量不超过 25 克。

（4）"健康口腔"核心信息:关注口腔健康,龋病和牙周疾病是最常见的口腔疾病,建议成年人每年口腔检查至少一次。提倡学龄前儿童每 6 个月接受一次口腔健康检查,及时纠正吮指、咬下唇、吐舌、口呼吸等不良习惯。

（5）"健康体重"核心信息:维持健康体重,各年龄段人群都应坚持天天运动,维持能量平衡、保持健康体重。体重指数（BMI）＝体重（千克）/身高^2［（米）^{2}］，正常人的体重指数应该在 18.5～23.9 之间。对于成年人来说,24≤BMI<28 为超重,BMI≥28 为肥胖。重视控制腰围,预防腹型肥胖,建议男性腰围不超过 85 厘米,女性不超过 80 厘米。推荐每周至少进行 5 天中等强度身体活动,累计 150 分钟以上;坚持日常身体活动,减少久坐时间,平均每天主动走路 6 000 步。

（6）"健康骨骼"核心信息:骨质疏松症是中老年人最常见的一种全身性骨骼疾病,疼痛、驼背、身高降低和骨折是骨质疏松症的主要表现。各个年龄阶段都应注重骨质疏松的预防,绝经期后的女性及中老年人是骨质疏松的高发人群。均衡饮食可以促进钙吸收,选择富含钙、低盐和适量蛋白质的均衡饮食对预防骨质疏松有益。建议每天至少 20 分钟日照时间,提倡中速步行、跑步、骑行等多种户外运动形式。

吸烟和过度饮酒等不良生活习惯都会增加骨质疏松风险,《中国居民膳食指南（2022）》提出以酒精量计算,成年男性和女性一天的最大酒精摄入量建议不超过 25 克和 15 克。

鹽 **你不知道的"降压"饮食模式——DASH 饮食**

良好的饮食及生活习惯是改善及促进健康的关键。在高血压的预防和控制措施中,饮食的重要性不亚于药物。健康的饮食模式可以有效帮助我们预防和延缓疾病的进展。

什么是健康饮食?健康饮食不是大部分人以为"单纯多吃某种食物或者不吃某种食物"而是更注重"不同种类食物的整体搭配及平衡",即"饮食模式"。对于高血压朋友而言,有没有一种值得推荐的"饮食模式"呢? DASH 饮食就是为高血压患者朋友量身定制。

什么是 DASH 饮食

DASH 饮食,根据音译又称为"得舒饮食",英文全名为 Dietary Approaches to Stop Hypertension,顾名思义,翻译过来就是"控制高血压的饮食模式"。

简单的健康减盐法

DASH饮食是从美国大型高血压防治计划发展而来，强调增加新鲜蔬菜水果、低脂（或脱脂）奶、全谷类食物摄入，减少红肉、油脂、精制糖及含糖饮料摄入，进食适当的坚果、豆类，并且指出尽可能选择天然食物，减少摄入超加工食物等。DASH饮食通过改变食物搭配，从而帮助大家增加钾、镁、钙等矿物质和膳食纤维、优质蛋白质和不饱和脂肪酸摄入，减少脂肪尤其是饱和脂肪酸和胆固醇摄入。诸多研究表明，DASH饮食不仅可以帮助控制血压，有效降低冠心病和脑卒中风险，对于有效控制体重，调控血糖也有一定的效果。

如何实践DASH饮食

DASH饮食的主要特点是通过食物选择及搭配，一方面减少钠的摄入，一方面增加钾、钙、镁、膳食纤维等有助降低血压的营养物质的摄入。在生活中我们应该如何实践呢？

（1）"换碗米饭"：增加全谷类食物摄入，用全谷物、粗粮代替部分或全部的精制米面，比如烹饪米饭时制作"二米饭，五谷饭"，一半大米＋一半燕麦、糙米、小米等杂粮。此外还可以用土豆、红薯、玉米、山药等代替一部分主食。

（2）"蔬果达人"：增加蔬菜水果摄入，蔬果中富含维生素、钾、镁、膳食纤维以及多种多样的植物化学物，对于健康具有不可替代的重要意义。快节奏的生活时代，外卖快餐是多数朋友的饮食选择，很多朋友的蔬菜摄入量其实是不够的，根据我国膳食指南推荐建议，普通人每天应该保证300～500克的蔬菜及200～350克水果摄入。

增加蔬果摄入技巧：①每日有意识提醒自己吃"蔬菜"；②每餐较之前增加一份蔬菜，例如从一荤一素变为一荤两素；③蔬菜做零食，上班可以带一些番茄、黄瓜、胡萝卜作为加餐；④早餐或者加餐时可以选择水果搭配。

（3）"换种肉吃"：肉类选择多以禽肉、鱼肉为主，多选瘦肉，减少五花肉、排骨等脂肪含量高的红肉类摄入。此外，注重"新鲜和天然"，即吃新鲜的鱼和肉，避免食用罐头和加工肉制品，比如烟熏肉、腊肉香肠等。

（4）"奶类不断"：每天保证300～500克的奶及奶制品摄入，优先选择饱和脂肪酸含量低的低脂奶和脱脂奶，乳糖不耐受的朋友可以选择酸奶等发酵乳制品，但是需要注意"添加糖"的含量。

（5）"控糖限盐"：尽量少吃甜品及含糖饮料，挑选食品时注意"添加糖"含量。烹调食物应选择蒸、煮、炖、白灼、汆、凉拌等少油少盐的烹调方式，购买食物及调料时，注意查看营养成分表，同类产品选择钠含量低者，可以选择低钠调味品或食物的天然滋味调味以增加食物的适口性。

良好的饮食和生活习惯是帮助我们预防和控制疾病的"一剂良药"，虽然只是改变生活中的某个小习惯，而日积月累，这些效果会让我们受益终生。

盐　中国心脏健康膳食中的减盐模式

近年来，我国心血管疾病负担快速上升，心血管疾病导致的死亡已占我国总死亡的45%，而不健康的饮食习惯无疑是最重要的因素之一。面对不健康膳食对人类健康的危害,西方国家先后开发了多种健康膳食。其中,美国的 DASH 膳食和欧洲的地中海膳食最为流行。然而,西方的膳食模式既不符合中国人的饮食习惯,也很难符合中国人的口味。为了解决这一问题,多所大学及相关机构通过共同合作,研发出了一种适合中国人、好吃、不贵的健康膳食模式——中国心脏健康(CHH)膳食,并于 2022 年 7 月发表在国际知名学术期刊《循环》杂志上,得到了国际学术界的认可。

中国心脏健康膳食的内容

CHH 膳食的每日营养和能量组成目标,是在中国居民平衡膳食宝塔(2022)基础上,针对国人高盐低钾饮食,膳食纤维摄入过低,蛋白摄入较少的现状,进行了着重的调整。

钠的摄入量减少至 3 克/天,钾的摄入量增加至 3.7 克/天,膳食纤维量增加至 30 克/天,蛋白质供能比升至 17%～19%,脂肪供能比例降至 25%～27%。

为了满足中国人的饮食习惯,并且兼顾"好吃""不贵""健康"的目标,CHH 膳食包含了鲁菜、淮扬菜、粤菜、川菜共 4 个不同版本的食谱,并邀请餐饮界的大厨及专家参与菜品的研发,做到了两周内一日三餐不重样和营养素的全面平衡。菜谱的设计尽量选择简单的食材和常见的烹饪方法,以保证居民自己在家就能完成制作。

川菜和鲁菜 CHH 膳食与日常膳食的比较

三餐	川菜一日菜谱		鲁菜一日菜谱	
	当地日常膳食	CHH 膳食	当地日常膳食	CHH 膳食
早餐	小麦粉馒头	小麦荞麦面馒头	小麦黄豆粉红薯馒头	小麦黄豆粉红薯馒头
	全脂牛奶	豆浆	全脂牛奶	脱脂牛奶
	炒双色萝卜丁	素炒蔬菜丁	水煮鸡蛋	水煮鸡蛋
	—	香蕉	榨菜	凉拌豆腐皮
	—	—	—	坚果(核桃·花生)

三餐	川菜一日菜谱		鲁菜一日菜谱	
	当地日常膳食	CHH 膳食	当地日常膳食	CHH 膳食
午餐	大米玉米糁杂粮饭	大米玉米糁杂粮饭	鸡蛋肉末洋葱胡萝卜青豆炒大米饭	肉末洋葱胡萝卜青豆炒大米饭
	家常豆腐	番茄虾仁	西红柿鸡蛋汤	菠菜豆腐汤
	清炒白萝卜	豆干肉丝	煮玉米	煮玉米
	胡萝卜烧肉	彩椒拌木耳	桃子	桃子
	—	高钙低脂牛奶	—	酸奶
晚餐	大米玉米糁杂粮饭	大米燕麦杂粮饭	小麦粉花卷	小麦南瓜黄豆粉馒头
	宫保肉丁	胡萝卜烧牛肉	煎带鱼	清蒸带鱼
	蒜烧豆瓣鱼	三色鸡丁	肉片炒茄子土豆甜椒	鸡肉炒胡萝卜西葫芦
	清炒三月瓜	蒜蓉菜心	—	脱脂牛奶
	—	—	—	香蕉

盐

五、减盐膳食模式和食谱

有研究表明,经过 4 周的 CHH 膳食指导,使用 CHH 膳食的人群血压比一般膳食人群控制得更好,并且在口味接受方面两组人群无差异。

中国心脏健康膳食的意义

现在中国患有高血压的人数越来越多,根据现有的研究表明,如果高血压患者能够坚持 CHH 膳食,使用 CHH 膳食的人群将减少 20% 的主要心血管疾病、减少 28% 的心衰和 13% 的全因死亡,所以患有高血压的人无疑选择 CHH 膳食更加有助于健康。

CHH 膳食对钠的限制最为突出,而钠不仅在食盐中含有,在食物中也会有。所以我们可通过多种途径来限制钠的摄入。

(1)选择低钠或不含钠的食物:多食新鲜蔬果、瘦肉、豆类和乳制品等,尽量少食加工食品。

(2)注意食品标签:养成在购买食品时,查看食品营养成分表的习惯,选择低钠或无钠的食品。

(3)改变烹饪方式:使用蒸煮代替油炸,选择低钠盐来代替普通盐。

（4）逐渐减少盐的使用量：突然减盐会影响食物口感，降低依从性，逐渐实施能让味蕾更容易适应。

（5）多样化膳食：增加全谷物、蔬果的摄入，并合理搭配瘦肉、豆类和乳制品等，不仅能提供丰富的营养，还能逐渐降低对盐的依赖。

"食物是良药"是现代营养学观点，CHH 膳食为高血压患者提供了一剂营养处方。

鹽 《成人高血压食养指南》中的减盐模式

为贯彻落实《健康中国行动（2019—2030）》《国民营养计划（2017—2030 年）》，发展传统美食服务，预防和控制我国人群慢性病发生发展，国家卫生健康委员会办公厅组织编制并于 2023 年 1 月 12 日发布《成人高血压食养指南（2023 年版）》。

其中，关于高血压患者日常食养提出 5 条原则和建议。

减钠增钾，饮食清淡

每人每日食盐摄入量逐步降至 5 克以下；增加富钾食物摄入。清淡饮食，少吃含高脂肪、高胆固醇的食物。钠盐摄入过多可增加高血压风险。我国居民膳食中 75% 以上的钠来自家庭烹调盐，其次为高盐调味品。随着膳食模式的改变，加工食品也成为重要的钠盐摄入途径。所有高血压患者均应采取各种措施，限制来源于各类食物的钠盐摄入。增加膳食中钾摄入量可降低血压。建议增加富钾食物（如新鲜蔬菜、水果和豆类等）的摄入量；肾功能良好者可选择高钾低钠盐。不建议服用钾补充剂（包括药物）来降低血压。肾功能不全者补钾前应咨询医生。

合理膳食，科学食养

平衡膳食应由五大类食物组成：第一类为谷薯类，包括谷类（含全谷物）、薯类与杂豆；第二类为蔬菜和水果；第三类为动物性食物，包括畜、禽、鱼、蛋、奶；第四类为大豆类和坚果；第五类为烹调油和盐。合理膳食是指在平衡膳食基础上，根据患者自身状况,调整优化食物种类和重量,满足自身健康需要。

推荐高血压患者多吃含膳食纤维丰富的蔬果,且深色蔬菜要占到总蔬菜量的一半以上,蔬菜和水果不能相互替代;

饮食贵在"不伤其脏腑",采取有效合理的中医食养对高血压有辅助预防和改善的作用。"辨证施膳""辨体施膳"是中医食养的基本原则。

针对高血压的不同证型给予相应的饮食。肝火上炎证:饮食以清淡为主,平肝潜阳。痰湿内阻证:饮食以清淡易消化、少食多餐为主,健脾运湿。瘀血内阻证:饮食以清淡、温平为主,活血通络。阴虚阳亢证:饮食以清淡、养阴生津为主,滋阴潜阳。肾精不足证:饮食以偏温补为主,补益肝肾。气血两虚证:饮食以少食多餐、细软滋补为主,补益气血。冲任失调证:饮食以清淡、富含营养为主,调和冲任。

吃动平衡,健康体重

推荐将体重维持在健康范围内:体质指数

(BMI)在 18.5~23.9 千克/(米)^2(65 岁以上老年人可适当增加);男性腰围<85 厘米,女性腰围<80 厘米。建议所有超重和肥胖高血压患者减重。控制体重,包括控制能量摄入和增加身体活动。一般成年人应每周累计进行 2.5~5 小时中等强度有氧活动,或 1.25~2.5 小时高强度有氧活动。

戒烟限酒,心理平衡

不吸烟,彻底戒烟,避免被动吸烟。戒烟可降低心血管疾病风险,强烈建议高血压患者戒烟。不饮或限制饮酒。即使少量饮酒也会对健康造成不良影响。过量饮酒显著增加高血压的发病风险,且其风险随着饮酒量的增加而增加。建议高血压患者不饮酒,饮酒者尽量戒酒。

监测血压,自我管理

定期监测血压,了解血压数值及达标状态,遵医嘱进行生活方式干预,坚持长期治疗,自我管理。高血压患者适宜的膳食模式有以下几种。

（1）得舒饮食（DASH）：富含新鲜蔬菜、水果、低脂（或脱脂）乳制品、禽肉、鱼、大豆和坚果以及全谷物，限制含糖饮料和红肉的摄入，饱和脂肪酸和胆固醇水平低，富含钾、镁、钙等矿物质、优质蛋白质和膳食纤维。

（2）东方健康膳食模式：主要特点是清淡少盐、食物多样、谷物为主，蔬菜水果充足，鱼虾等水产品丰富，奶类、豆类丰富等，并且具有较高的身体活动量。

（3）中国心脏健康膳食（CHH – Diet）。与中国城市人群普通膳食相比，本膳食模式减少钠摄入，同时减少了脂肪摄入，增加了蛋白质、碳水化合物、钾、镁、钙和膳食纤维摄入。

鹽 婴幼儿低盐食谱

根据"中国7～24月龄婴幼儿平衡膳食宝塔"推荐，12月龄前不建议额外增加盐，1～2岁幼儿每日盐摄入量0～1.5克。

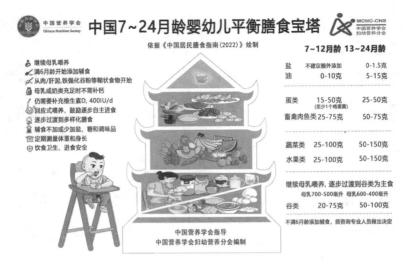

举例：18月龄男孩，身高85厘米，体重12千克，均处于第75百分位。

根据月龄、生长发育状况确定能量与蛋白质。此婴儿每日总能量摄入900～1100千卡，蛋白质达到25克。

1～2岁婴幼儿能量、宏观营养素和钠元素参考摄入*

	1岁		2岁	
	男孩	女孩	男孩	女孩
能量 EER（千卡）	900	800	1100	1000
蛋白质 RNI	25克		25克	

续　表

	1岁		2岁	
	男孩	女孩	男孩	女孩
总脂肪（E%）AI	120克,供能占总能量摄入的50%～65%			
碳水化合物（AMDR/%E）	120克（50%～65%）*			
钠 AI	500 毫克		600 毫克	

* 来自《中国居民膳食营养素参考摄入量（2023）》

13～24 月龄每天辅食 3 次,母乳/配方奶喂养不超过 4 次,其中必要时夜间喂养一次。按照此幼儿的生活习惯安排,一日三正餐三次奶。

幼儿减盐食谱举例

餐次	食物	重量(可食部,生重)
起床后 7:00	配方奶	200 毫升
早点 9:00	山药红枣蒸糕	山药蒸熟 30 克,低筋粉 15 克,奶粉大半勺,红枣 3 颗煮熟去皮
午餐 12:00	胡萝卜洋葱牛肉卷心菜烩饭	牛肉 25 克,胡萝卜 30 克,卷心菜 30 克,洋葱 15 克,粳米 30 克

餐次	食物	重量(可食部,生重)
午点 15:00	配方奶	100 毫升
	香蕉	100 克
晚餐 18:00	鸡毛菜香菇豆腐蛋花面	豆腐 35 克,鸡毛菜 50 克,香菇 1 个,鸡蛋 1 个,儿童面条 25 克
睡前 20:00~21:00	配方奶	200 毫升

一日植物油 10 克
一日食盐量 1 克

营养分析

能总量(千卡)	991
碳水化合物(克)	136
蛋白质(克)	33
脂肪(克)	35
钠(毫克)	661

该食谱包括母乳/配方奶 500 毫升、谷物 70 克、鸡蛋 1 个、肉类 25 克、豆制品 35 克、蔬菜 165 克、水果 100 克、油 10 克、盐 1 克,基本符合《7～

24 月龄婴儿喂养指南(2022 版)》。

　　其他维生素及矿物质基本充足,建议:①每周摄入 1～2 次动物肝脏或动物血,保障铁的摄入;②根据指南每天额外补充维生素 D400IU;③为保证婴幼儿碘的摄入,建议哺乳母亲经常食用海产品,适时加入婴幼儿辅食,在添加盐后,选择含碘盐。

鹽 tips

婴幼儿膳食安排与制作技巧

　　(1) 母乳中的铁含量很低,要特别重视对 7～24 月龄婴幼儿予以一定量富含铁的动物性食品(0～6 月龄体内有一定量的储存铁)。一个鸡蛋、50 克瘦肉以及每天 5～10 克肝脏类食物都是铁营养的重要保障。

　　(2) 辅食烹饪的要点是将食物煮熟煮透的同时,尽量保持食物的营养成分及原有口味,并使质地适合婴幼儿的进食能力,宜多采用蒸、煮,不用煎、炸。

　　(4) 婴幼儿味觉和嗅觉还在形成过程中,

喂养者不应以自己的口味来评判辅食的味道及婴幼儿的接受度。在制作时,可通过不同食物搭配增进口味,如番茄炖肉末、牛奶土豆泥等,奶味和酸甜味可能是婴幼儿最熟悉和喜欢的口味。

（5）优选天然食物,避免各类深加工食品。天然的番茄钠含量极低,而 10 克番茄沙司就含钠 115 毫克,且额外添加了糖浆、白砂糖等。

（6）学会看食品标签,懂得识别高糖、高钠食品。

鹽 学龄儿童低盐食谱

学龄儿童是指从 6 周岁到不满 18 周岁的未成年人。学龄儿童正处于生长发育阶段,相对于成年人,其对能量和营养素的需求量更高,全面、充足的营养是学龄儿童正常生长发育,乃至一生健康的保障。学龄期是建立健康信念和形成健康

6~10岁学龄儿童平衡膳食宝塔

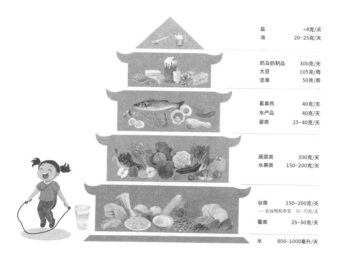

盐	<4克/天
油	20~25克/天
奶及奶制品	300克/天
大豆	105克/周
坚果	50克/周
畜禽肉	40克/天
水产品	40克/天
蛋类	25~40克/天
蔬菜类	300克/天
水果类	150~200克/天
谷类	150~200克/天
——全谷物和杂豆	30~70克/天
薯类	25~50克/天
水	800~1000毫升/天

11~13岁学龄儿童平衡膳食宝塔

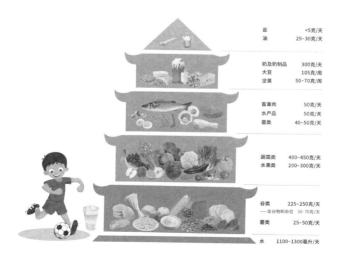

盐	<5克/天
油	25~30克/天
奶及奶制品	300克/天
大豆	105克/周
坚果	50~70克/周
畜禽肉	50克/天
水产品	50克/天
蛋类	40~50克/天
蔬菜类	400~450克/天
水果类	200~300克/天
谷类	225~250克/天
——全谷物和杂豆	30~70克/天
薯类	25~50克/天
水	1100~1300毫升/天

五、减盐膳食模式和食谱

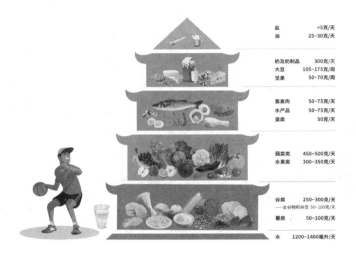

14~17岁学龄儿童平衡膳食宝塔

盐	<5克/天
油	25~30克/天
奶及奶制品	300克/天
大豆	105~175克/周
坚果	50~70克/周
畜禽肉	50~75克/天
水产品	50~75克/天
蛋类	50克/天
蔬菜类	450~500克/天
水果类	300~350克/天
谷类	250~300克/天
——全谷物和杂豆	50~100克/天
薯类	50~100克/天
水	1200~1400毫升/天

饮食行为的关键时期,从小养成健康的饮食行为和生活方式将使其受益终生。

学龄儿童能量、三大营养素和钠元素的参考摄入量

中国营养学会颁布的《中国居民膳食营养素参考摄入量(2023版)》推荐学龄儿童各年龄段的膳食营养素参考摄入量,供大家膳食实践。

学龄儿童膳食营养素参考摄入量

		能量 EER（千卡/天）	蛋白质 RNI（克/天）	总脂肪（%E）	碳水化合物（AMDR/%E）	钠适宜摄入量（毫克/天）
~6 岁	男孩	1 400	35			900
	女孩	1 250				
~7 岁	男孩	1 500	40			1 200
	女孩	1 350				
~8 岁	男孩	1 650	40	供能占总能量摄入的20%~30%	供能占总能量摄入的50%~65%	
	女孩	1 450				
~9 岁	男孩	1 750	45			
	女孩	1 550				
~10 岁	男孩	1 800	50			
	女孩	1 650				
11~13 岁	男孩	2 050	60			1 400
	女孩	1 800	55			
14~17 岁	男孩	2 500	75			1 600
	女孩	2 000	60			

*能量需要量（EER）、宏量营养素可接受范围（AMDR）、推荐摄入量（RNI）、适宜摄入量（AI）

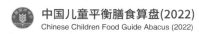

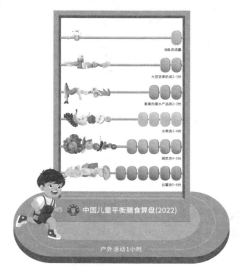

学龄儿童的低盐食谱

例1：8岁女孩，身高130厘米，体重28千克，轻中度身体活动水平，每日总能量摄入要求1450~1700千卡，蛋白质推荐摄入量（RNI）40克。

例1　女孩低盐食谱

餐次	食物	重量（可食部，生重）
早餐	蔬菜包	面粉45克，香菇15克，青菜45克

鹽

餐次	食物	重量(可食部,生重)
早餐	白水煮蛋	鸡蛋 1 个(50 克)
	牛奶	1 瓶,250 毫升
加餐	水果拼盘	蓝莓 30 克,草莓 50 克,香蕉 50 克
午餐	燕麦饭	大米 85 克,燕麦 15 克
	红烧鸡腿	鸡腿 60 克
	西兰花炒肉片	西兰花 50 克,猪里脊 20 克
	芹菜炒香干	芹菜 75 克,香干 10 克
加餐	坚果	带皮花生 5 克,核桃仁 5 克
晚餐	二米饭	粳米 85 克,小米 15 克
	清蒸鳕鱼	鳕鱼 80 克
	茭白炒肉丝	茭白 100 克,瘦猪肉 20 克
	豆芽炒油菜	油菜 100 克,绿豆芽 50 克

植物油 20 克,盐 3 克

营养分析

总能量	1 537 千卡
碳水化合物	226 克(58%)

续　表

蛋白质	71 克（18%）
脂肪	41 克（24%）
钠	1870 毫克

例 2：12 岁女孩，身高 152 厘米，体重 46 千克，轻中度身体活动水平，每日总能量摄入要求 1800～2 050 千卡，蛋白质推荐摄入量（RNI）55 克。

例 2　女孩低盐食谱

餐次	食物	重量（可食部，生重）
早餐	山药糕	山药 50 克，糯米 10 克，大米 10 克，玉米粒 10 克
	蔬菜包	面粉 50 克，青菜 75 克
	荷包蛋	鸡蛋 1 个（50 克）
	牛奶	1 瓶（200 毫升）
午餐	红薯饭	粳米 75 克，红薯 25 克
	红烧带鱼	带鱼 75 克
	香菇滑鸡丝	鲜香菇 50 克，鸡胸脯肉 50 克
	清炒卷心菜	卷心菜 100 克

续　表

餐次	食物	重量（可食部，生重）
加餐	无糖或少糖酸奶	200 毫升
	谷/果粒	10 克
晚餐	藜麦荞麦大米饭	粳米 75 克,荞麦藜麦共 25 克
	蒜蓉开背虾	草虾 100 克,蒜蓉 10 克
	茄子肉末	紫茄子 80 克,肉末 20 克
	素三丁	竹笋 50 克,胡萝卜 50 克,黄瓜 50 克
加餐	草莓	200 克

植物油 30 克,盐 3 克

营养分析

总能量	2 003 千卡
碳水化合物	307.4 克（61%）
蛋白质	84.8 克（16%）
脂肪	51 克（23%）
钠	1 867 毫克

例 3：16 岁,男孩,身高 170 厘米,体重 60 千克,中度身体活动水平,每日总能量摄入要求

盐

2 850 千卡,蛋白质推荐摄入量(RNI)75 克。

例3　男孩低盐食谱

餐次	食物	重量(可食部,生重)
早餐	素菜包	面粉 50 克,青菜 50 克,香干 15 克
	番茄鸡蛋面条	生面条 80 克,鸡蛋 50 克,番茄 80 克
	高钙牛奶	250 毫升
加餐	猕猴桃	80 克
	苏打饼干	6 片(80 克)
午餐	黑米红豆饭	粳米 100 克,黑米、红豆各 15 克
	土豆炖排骨	土豆 80 克,排骨(带骨)100 克
	青椒炒猪肝	青椒 50 克,猪肝 50 克,大葱 30 克
	清炒油麦菜	油麦菜 100 克
加餐	玉米	一根(150 克)
	少糖酸奶	200 毫升
晚餐	糙米核桃饭	大米 100 克,糙米 20 克,核桃 5 克
	红烧鸡翅	鸡翅 100 克
	肉片炒鲜蘑	猪里脊 30 克,平菇 100 克,香菇 10 克
	醋熘大白菜	大白菜 100 克

简单的健康减盐法

餐次	食物	重量（可食部，生重）
加餐	苹果	150 克

植物油 30 克,盐 3 克

营养分析

总能量	2910 千卡
碳水化合物	420 克（57%）
蛋白质	121 克（16%）
脂肪	88 克（27%）
钠	2032 毫克

鹽 tips

学龄儿童膳食安排与制作技巧

（1）早餐的食物量要充足,提供的能量和营养素应占到全天的 25%～30%,午餐占 30%～40%,晚餐占 30%～35%。可以根据季节特点和饮食习惯,选择营养均衡且美味的膳食。

（2）学龄儿童的日常饮食应少盐、少油、少糖，享受食物天然的味道。不仅要注意减少含盐较高的菜品及腌菜、酱菜的摄入，同时也不能忽视面条、饼干、果脯等食物中"隐形盐"的摄入。

（3）尽量减少油炸、煎、烤等高油脂的烹饪方式，多采用蒸、煮、炖等健康的烹饪方式。烹调时可以用酱油、醋、番茄酱、柠檬等替代食盐的使用，如烹饪时可选择低钠酱油、淡盐酱油来替代食盐；烹调食物时不要太早放盐，可最后在表面撒上较少量食盐、黑胡椒、柠檬汁等配料，相对低盐的同时保持食物风味；年龄较大的青春期儿童可适当增加辣椒、花椒等调料的使用，椒之性辛、辛以代盐，一定程度上可以减少盐的摄入。

（4）烹调汤类时最后再加盐，或将想喝的部分盛出来单独加盐，在保持肉有滋味的同时喝到鲜而不咸的汤水。鱼虾海鲜等水产味道鲜美，烹调时可适当减少用盐量而不失风味。

（5）学龄儿童可以在正餐为主的基础上，合理选择零食，但要注意零食不能代替正餐，更不能影响正餐。零食的选择上，应选择干净卫生、营养价值高、正餐不常包含的食物，如原味坚果、新鲜水果、奶及奶制品等，应避免选择含盐较高的薯片、辣条、奶酪、炸物等。

鹽 老年人低盐食谱

进入老龄阶段，人的身心功能出现不同程度的衰退，如咀嚼功能和消化能力下降，视觉、嗅觉、味觉反应迟缓等。这些变化会增加老年人患营养不良的风险，减弱抵抗疾病的能力。良好的膳食营养有助于维护老年人身体功能，保持身心健康状态。高龄、衰弱老年人往往存在进食受限，味觉、嗅觉、消化吸收能力降低，营养摄入不足，需要能量和营养密度高、品种多样的食物。精细烹制，口感丰富美味,食物质地细软,适应老年人的咀嚼、吞咽能力。因此,老年人需要专业、精细、个体化的膳食指导。

老年人群膳食建议

《中国居民膳食指南(2022 版)》对于 65～79 岁老年人的核心推荐为:①食物品种丰富,动物性食物充足,常吃大豆制品;②鼓励共同进餐,保持良好食欲,享受食物美味;③积极户外活动,延缓肌肉衰减,保持适宜体重;④定期健康体检,测评营养状况,预防营养缺乏。

《中国居民膳食指南(2022 版)》对于 80 岁及以上的高龄老年人的核心推荐为:①食物多样,鼓励多种方式进食;②选择质地细软,能量和营养素密度高的食物;③多吃鱼禽肉蛋奶和豆,适量蔬菜和水果;④关注体重丢失,定期营养筛查评估,预防营养不良;⑤适时合理补充营养,提高生活质量;⑥坚持健身与益智活动,促进身心健康。

老年人低盐食谱

举例：70 岁女性，身高 160 厘米，体重 62 千克，患高血压不伴有水肿。无糖尿病、心脏病等疾病。每日总能量摄入约 1600 千卡，蛋白质约 70 克。

老年人低盐食谱

餐次	食物	数量
早餐	菜包	小麦粉 50 克，青菜 50 克，香菇 5 克
	鸡蛋	1 个
	淡豆浆	200 毫升
	黑芝麻粉	黑芝麻粉 10 克
午餐	黑米饭	粳米 50 克，黑米 15 克
	清蒸鲳鱼	鲳鱼 50 克
	土豆烧茄子	土豆 50 克，茄子 50 克
	虾皮卷心菜汤	虾皮 2 克，卷心菜 100 克
点心	无糖酸奶	100 毫升
	香蕉	150 克
晚餐	鸡丝面	小麦粉 80 克，鸡胸肉 50 克，胡萝卜 100 克，木耳 10 克，番茄 50 克
	炒西兰花	西兰花 100 克

一日烹饪油 25 克, 盐 3 克

营养分析	
能量	1600 千卡
碳水化合物	220 克（56%）
蛋白质	72 克（18%）
脂肪	46 克（26%）
钠	1900 毫克

简单的健康减盐法

附　　录

中国居民平衡膳食宝塔(2022)
Chinese Food Guide Pagoda(2022)

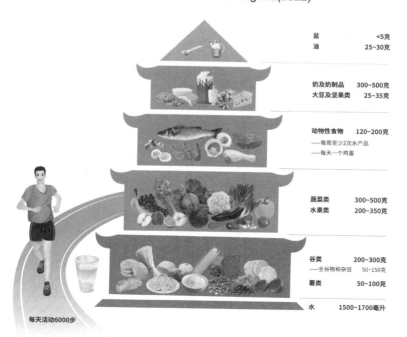

盐　　　　　　　　<5克
油　　　　　　　　25~30克

奶及奶制品　　　300~500克
大豆及坚果类　　25~35克

动物性食物　　　120~200克
——每周至少2次水产品
——每天一个鸡蛋

蔬菜类　　　　　300~500克
水果类　　　　　200~350克

谷类　　　　　　200~300克
——全谷物和杂豆　50~150克
薯类　　　　　　50~100克

水　　　　　　　1500~1700毫升

每天活动6000步

鹽 **附录二：食物交换份（中国营养学会发布，T/CNSS 020—2023）**

谷薯杂豆类食物交换表

食物种类		质量（克/份）	提供能量和营养成分				食物举例
			能量（千卡）	蛋白质（克）	脂肪（克）	碳水化合物（克）	
谷物（初级农产品）		25	90	2.5	0.5	19.0	大米、面粉、玉米面、杂粮等（干、生、非加工类制品）
主食制品	面制品	35	90	2.5	0.4	18.0	馒头、花卷、大饼、烧饼、面条（湿）、面包等
	米饭	75	90	2.0	0.2	19.4	粳米饭，籼米饭等
全谷物		25	90	2.5	0.7	18.0	糙米、全麦、玉米粒（干）、高粱、小米、荞麦、黄米、燕麦、青稞等

鹽

食物种类	质量（克/份）ᵃ	提供能量和营养成分				食物举例
		能量（千卡）	蛋白质（克）	脂肪（克）	碳水化合物（克）	
杂豆类	25	90	5.5	0.5	15.0	绿豆、赤小豆、芸豆、蚕豆、豌豆、眉豆等
粉条、粉丝、淀粉类	25	90	0.3	0.0	21.2	粉条、粉丝、团粉、玉米淀粉等
糕点和油炸类	20	90	1.4	2.6	13.0	蛋糕、江米条、油条、油饼等
薯芋类*	100	90	1.9	0.2	20.0	马铃薯、甘薯、木薯、山药、芋头、大薯、豆薯等

* 每份薯芋类食品的质量为可食部质量

蔬菜类食物交换表

食物种类		质量（克/份）[a]	提供能量和营养成分				食物举例
			能量（千卡）	蛋白质（克）	脂肪（克）	碳水化合物（克）	
蔬菜类（综合）[b]		250	90	4.5	0.7	16.0	所有常见蔬菜（不包含干、腌制、罐头类制品）
嫩茎叶花菜类	深色[c]	300	90	7.3	1.2	14.0	油菜、芹菜、乌菜、菠菜、鸡毛菜、香菜、萝卜缨、茴香、苋菜等
	浅色	330	90	7.2	0.5	14.2	大白菜、奶白菜、圆白菜、娃娃菜、菜花、白笋、竹笋等
茄果类		375	90	3.8	0.7	18.0	茄子、西红柿、柿子椒、辣椒、西葫芦、黄瓜、丝瓜、南瓜等

食物种类		质量（克/份）[a]	提供能量和营养成分				食物举例
			能量（千卡）	蛋白质（克）	脂肪（克）	碳水化合物（克）	
根茎类		300	90	3.2	0.5	19.2	红萝卜、白萝卜、胡萝卜、水萝卜等（不包括马铃薯、芋头）
蘑菇类	鲜	275	90	7.6	0.6	14.0	香菇、草菇、平菇、白蘑、金针菇、牛肝菌等鲜蘑菇
	干	30	90	6.6	0.8	17.0	香菇、木耳、茶树菇、榛蘑等干制品
鲜豆类		250	90	6.3	0.7	15.4	豇豆、扁豆、四季豆、刀豆等

[a] 表中给出的每份食品质量均为可食部质量。

[b] 如果难以区分蔬菜种类（如混合蔬菜），可按照蔬菜类（综合）的质量进行搭配。

[c] 深色嫩茎叶花菜类特指胡萝卜素含量≥300 微克/100 克的蔬菜。

水果类食物交换表

食物种类	质量（克/份）[a]	提供能量和营养成分				食物举例
		能量（千卡）	蛋白质（克）	脂肪（克）	碳水化合物（克）	
水果类（综合）[b]	150	90	1.0	0.6	20.0	常见新鲜水果（不包括干制、糖渍、罐头类制品）
柑橘类	200	90	1.7	0.6	20.0	橘子、橙子、柚子、柠檬
仁果、核果、瓜果类	175	90	0.8	0.4	21.0	苹果、梨、桃、李子、杏、樱桃、甜瓜、西瓜、黄金瓜、哈密瓜等
浆果类	150	90	1.4	0.5	20.0	葡萄、石榴、柿子、桑葚、草莓、无花果、猕猴桃等
枣和热带水果类	75	90	1.1	1.1	18.0	各类鲜枣、芒果、荔枝、桂圆、菠萝、香蕉、榴梿、火龙果等

食物种类	质量（克/份）[a]	提供能量和营养成分				食物举例
		能量（千卡）	蛋白质（克）	脂肪（克）	碳水化合物（克）	
果干类	25	90	0.7	0.3	19.0	葡萄干、杏干、苹果干等

[a] 表中给出的每份食品质量均为可食部的质量。

[b] 如果难以区分水果种类（如混合水果），可按照水果类（综合）的质量进行搭配。

肉蛋水产品类食物交换表

食物种类	质量（克/份）[a]	提供能量和营养成分				食物举例[b]
		能量（千卡）	蛋白质（克）	脂肪（克）	碳水化合物（克）	
畜禽肉类（综合）b	50	90	8.0	6.7	0.7	常见畜禽肉类
畜肉类（脂肪含量≤5%）	80	90	16.0	2.1	1.3	纯瘦肉、牛里脊、羊里脊等

简单的健康减盐法

续　表

食物种类	质量（克/份）ᵃ	提供能量和营养成分				食物举例ᵇ
		能量（千卡）	蛋白质（克）	脂肪（克）	碳水化合物（克）	
畜肉类（脂肪含量6%～15%）	60	90	11.5	5.3	0.3	猪里脊、羊肉（胸脯肉）等
畜肉类（脂肪含量16%～35%）	30	90	4.5	7.7	0.7	前臀尖、猪大排、猪肉（硬五花）等
畜肉类（脂肪含量≥85%）	10	90	0.2	8.9	0	肥肉、板油等
禽肉类	50	90	8.8	6.0	0.7	鸡、鸭、鹅、火鸡等
蛋类	60	90	7.6	6.6	1.6	鸡蛋、鸭蛋、鹅蛋、鹌鹑蛋等
水产类（综合）	90	90	14.8	2.9	1.7	常见淡水鱼,海水鱼,虾、蟹、贝类、海参等
鱼类	75	90	13.7	3.2	1.0	鲤鱼、草鱼、鲢鱼、鳙鱼、黄花鱼、带鱼、鲳鱼、鲈鱼等

食物种类	质量（克/份）^a	提供能量和营养成分				食物举例^b
		能量（千卡）	蛋白质（克）	脂肪（克）	碳水化合物（克）	
虾蟹贝类	115	90	15.8	1.5	3.1	河虾、海虾、河蟹、海蟹、河蚌、蛤蜊、蛏子等

^a表中给出的每份食品质量均为可食部的质量，必要时需进行换算。

^b如果难以区分畜禽肉类食物种类（如混合肉），可按照畜禽肉类（综合）的质量进行搭配。

坚果类食物交换表

食物种类	质量（克/份）^a	提供能量和营养成分				食物举例
		能量（千卡）	蛋白质（克）	脂肪（克）	碳水化合物（克）	
坚果（综合）	20	90	3.2	5.8	6.5	常见的坚果、种子类
淀粉类坚果（碳水化合物≥40%）	25	90	2.5	0.4	16.8	板栗、白果、芡实、莲子

食物种类	质量（克/份）[a]	提供能量和营养成分				食物举例
		能量（千卡）	蛋白质（克）	脂肪（克）	碳水化合物（克）	
高脂类坚果（脂肪≥40%）	15	90	3.2	7.7	2.9	花生仁、西瓜子、松子、核桃、葵花子、南瓜子、杏仁、榛子、开心果、芝麻等
中脂类坚果类（脂肪为20%～40%）	20	90	3.2	6.5	5.3	腰果、胡麻子、核桃（鲜）、白芝麻等

[a] 表中给出的每份食品质量均为可食部的质量。

大豆、乳及其制品食物交换表

食物种类	质量（克/份）	提供能量和营养成分				食物举例
		能量（千卡）	蛋白质（克）	脂肪（克）	碳水化合物（克）	
大豆类	20	90	6.9	3.3	7.0	黄豆、黑豆、青豆
豆粉	20	90	6.5	3.7	7.5	黄豆粉

食物种类		质量（克/份）	提供能量和营养成分				食物举例
			能量（千卡）	蛋白质（克）	脂肪（克）	碳水化合物（克）	
豆腐	北豆腐	90	90	11.0	4.3	1.8	北豆腐
	南豆腐	150	90	9.3	3.8	3.9	南豆腐
豆皮、豆干		50	90	8.5	4.6	3.8	豆腐干、豆腐丝、素鸡、素什锦等
豆浆		330	90	8.0	3.1	8.0	豆浆
液态乳	全脂	150	90	5.0	5.4	7.4	全脂牛奶等
	脱脂	265	90	9.3	0.8	12.2	脱脂牛奶等
发酵乳（全脂）		100	90	2.8	2.6	12.9	发酵乳
乳酪		25	90	5.6	7.0	1.9	奶酪、干酪
乳粉		20	90	4.0	4.5	10.1	全脂奶粉

附录

油脂交换表

食物种类	质量（克/份）	提供能量和营养成分				食物举例
		能量（千卡）	蛋白质（克）	脂肪（克）	碳水化合物（克）	
油脂类	10	90	0	10.0	0	猪油、橄榄油、菜籽油、大豆油、玉米油、葵花籽油、稻米油、花生油等